O157は終わってはいない

次世代型治療法ミューズ細胞の希望

元鳥取大学医学部教授　藤井　潤

花乱社

装丁／鶴田　純

まえがき

「O157」はもはや死語になったと感じる。2019年に世界を襲った新型コロナウイルス感染症のパンデミックにより、他の新興感染症の存在も希薄になった。「O157は過去のもの」――この認識に私は強い危機感を覚える。

1996年7月、大阪堺市の学校給食で世界最大規模のO157集団感染事件が発生。この未知の病源体に日本中が震撼した。各地で集団感染が相次ぎ、この年だけでも全国で1万人を超える感染者が報告され、12名が死亡した。その15年後の2011年5月、富山県を中心にユッケによるO111広域食中毒事件が起こり5名が死亡。2017年8月、埼玉・群馬の惣菜チェーン店のポテトサラダが原因とするO157食中毒事件が起こったときはトングが疑われ、日本国中からトングが消える事態となったことは、私と同年代の方であれば記憶に残っているだろう。

現在これらの事件について医学部細菌学の学生でも知っている者は極めて少なく、詳細に記した教科書もない。しかし、O157は今も私たちの身近な脅威としてありつづけている。

腸管出血性大腸菌（enterohemorrhagic *Escherichia coli*：EHEC）O157は、牛が多く保菌しており、ヒトに感染する人獣共通感染症の原因菌である。ヒトからヒトへの二次感染も起こりやすい。感染すると出血性大腸炎のみならず、重症化すれば溶血性尿毒症症候群（Hemolytic Uremic Syndrome：HUS）や急性脳症を引き起こす。急性脳症になると致死率が高く、治療は困難を極める。重症化を抑える有効な治療法の開発については、現在も模索が続いている。

ニュースでは大きく取り上げられないが、わが国では毎年3000〜4000名の感染者が報告されている。また広域集団感染も頻発しており、尊い人命が失われる事例もみられる。

国立感染症研究所の感染症発生動向調査によれば（2023年3月22日現在届出数。無症状病原体保有者を含む）、感染者の総数は2018年度3855人、2019年度3745名、2020年度3090名、2021年度3241名、2022年度3382名が報告されている（2020年は新型コロナウイルス感染症対策のためか、統計をとって以来最少の感染者数となったが、また増えはじめている）。2022年8月に京都府で食品店で販売されたレアステーキ、ローストビーフを食べた41名中40名が下痢等の症状を訴え、1名の尊い命が腸管出血性大腸菌によって奪われている。

Ｏ１５７が世界に最初に出現したのは１９８２年。アメリカのミシガン州とオレゴン州でハンバーグを原因としたＯ１５７集団感染が報告され、以後、北米、ヨーロッパ、オーストラリア、ニュージーランド、アルゼンチン等で集団発生が相次いだ。

わが国で最初に発生が確認されたのは１９８４年、東京都の小学校で発生したＯ１４５による集団食中毒事件で１００名程が下痢、発熱、腹痛を訴えたが幸いにも死亡者はいなかった。ついで１９８６年に愛媛県松山市の乳幼児施設でＯ１４５による集団食中毒事件が発生し、乳幼児発症者の22例のうち1例が溶血性尿毒症症候群によって死亡したことが報告されている。

そして、１９９０年の10月初旬、埼玉県浦和市（現さいたま市）のしらさぎ幼稚園でＯ１５７の集団感染事件が起こる。３１９人が感染、4歳と6歳の2人の園児が死亡。原因とされたのは井戸水であった。このとき私は、福岡県北九州市の産業医科大学微生物学で産業医を務めながら非常勤助手をしていたが、この事件を契機にＯ１５７の研究を始めた。マウスにＯ１５７を飲ませてマイトマイシンＣを腹腔内に投与することでＯ１５７による急性脳症のマウスモデルを開発し、その研究結果を１９９４年イタリアで行われたＯ１５７の国際学会ＶＴＥＣ（Verocyto Toxin-producing *Escherichia coli*）の第2回シンポジウムで報告。最初の英語の論文を発表した。

その2年後の１９９６年、人生を変える大事件が勃発した。大阪堺市で起きたＯ１５７集団感染事件である。その頃私は、精製ベロ毒素1型と精製ベロ毒素2型をウサギの耳に静脈注射して、小動物用ＭＲＩでウサギの脳を観察していた。同年の9月、Ｏ１５７で日本中が大騒ぎしている中、学位を取得した。学位記のタイトルは「精製ＶＴ２（ベロ毒素2型）を静注投与したウサギに見られる中枢神経障害のＭＲＩによる評価および病理組織学的検討」であった。日本全国でＯ１５７とは何かを調べ始めた当時、私はずっと先を走っていたことになる。

それから現在に至るまで、34年に及ぶ研究生活を、Ｏ１５７の解明と治療法の研究一筋に捧げている。Ｏ１５７と聞けば東奔西走し、詳細をしっかりと書き留め、社会に対して予防と原因、正しい知識を伝えるべく警鐘を鳴らしづづけてきた。

この長い研究生活の中で、胸に刻みつけている一つのニュースがある。あの大阪堺市で起きた集団感染でＯ１５７に感染し溶血性尿毒症症候群（ＨＵＳ）を発症して重体となった女の子が、その後も後遺症の治療を続け成人し結婚していたが、２０１５年10月10日夜、自宅で就寝中に嘔吐し意識不明におちいり救急車で病院に搬送。翌11日に脳出血のため死亡したというニュースだった。享年25。19年間も通院を続けた結果であった。

私はショックを受け、涙が出て止まらなかった。なんてＯ１５７はひどいことをするのだろう。１９９６年に感染爆発したＯ１５７の事件では患者総数約1万人のうち、そのほとんどが将来を担う小学生であった。まだ他にも後遺症で苦しんでいる患者さんがおられるかもしれない。私はこのニュースを忘れず、もう二度とこうした悲劇を起こさないために、治療法の解明に力を尽くすことを心に誓った。

そして今、致死性脳症の治療に、一筋の光明を見出している。

私が所属する鳥取大学医学部細菌学分野チームと、東北大学大学院医学系研究科細胞組織学分野・出澤真理教授のチームとの共同研究により、マウスを使ってO157等の感染によって引き起こされる致死性脳症がミューズ細胞の静脈投与により救命しうることが明らかになったのである。細菌学史上、ヒトを死に至らしめる毒素を産生する細菌感染に対して、抗体や抗菌剤を一切使わずに、細胞だけを静脈に注射して救命しえた例は今までにない。

ミューズ細胞（Muse cell : Multilineage-differentiating stress enduring cell）とは、2010年に出澤教授が発見された非腫瘍性の多能性幹修復細胞である。抗炎症作用があり、ダメージを受けた細胞に集積するとともに、その場の環境を察知して自発的にダメージを受けた細胞に分化する〝スーパー細胞〟である。

2010年、私はミューズ細胞発見のニュースを目にしたときに、直観でミューズ細胞に懸けてみることにした。出澤教授と仙台でお目にかかることができたのはその年の3月、以後共同研究を続け、O157経口感染急性脳症発症マウスモデルでのミューズ細胞の効果を発表するとともに、２０１８年からは心筋梗塞、脳梗塞、脊髄損傷、筋萎縮性側索硬化症などへの治験が他の大学病院で始まった。

言うまでもなく今や感染症は、医学の分野にとどまらず、全国民的に地震や津波などの自然災害と同じように、危機管理の対象としてその思考や行動を変えていくべきである。特にＯ１５７のように私たちの身近な日常に潜んでいる感染症は、ひとたび何かが起こればそのリスクは格段に高まる。

２００７年に提唱された「ワンヘルス（One Health）」の概念は、これからの私たちの指針となるだろう。命の健康は、もはや人間だけでなく、動物、そして環境の健全と密接に関わっており、それらを包括的に考えなければ成り立たない。世界規模で起こっている気候変動を考えてみれば、もはや人間だけの狭い視野でいる限り私たちの未来が描けないことは、誰しもが感じているところではないだろうか。

さらなる新興感染症や新型インフルエンザの出現、抗菌薬が効かない多剤耐性菌の発生が危惧される中、本書でＯ１５７への予防と正しい知識を改めて確認していただくとともに、当時辛苦を舐められた全ての方、亡くなられた方々に思いを馳せ、わが国が経験した大規模な集団感染の経験をこれからの感染症の危機管理対策にぜひ活かしてほしい。

この国で最もO157感染症事件を追い、詳細を見てきた者として、本書を書き残す。

2024年6月

藤井 潤

❖ 目次

第2章　子どもや高齢者に牛の生肉を食べさせるな！　2011
――ユッケによるO111広域食中毒事件

第3章 誰も知らない 最も悲劇的なO157集団食中毒事件 2016

第4章 日本全国からトングが消えた——総菜店のポテトサラダによるO157食中毒事件 2017

第5章 腸管出血性大腸菌O157の概説

第6章　ワンヘルスの概念と次世代型治療法の開発

第1章
わが国で起きた
世界最大規模のO157食中毒事件

1996

1 大阪堺市で未知の食中毒事件が発生

前　兆

各地で小規模集団食中毒が起こる

1996年は、O157の集団食中毒が全国で次々に起こるという異常な年であった。O157は新興感染であり、それ以前は国民の大半がO157を知らず、突然、診断・治療法がわからない恐ろしい病気が日本を席巻したのだ。

まず目に飛び込んできたニュースは5月下旬、岡山県邑久町の4カ所の幼稚園（邑久幼稚園、今城幼稚園、玉津幼稚園、裳掛幼稚園）、4カ所の小学校（今城小学校、邑久小学校、玉津小学校、裳掛小学校）、1カ所の中学校（邑久中学校）でO157の集団食中毒が起きた。468人の感染者を出し、6月1日に小学1年生女児1人、6月5日に同じく小学1年生女児1人が亡くなった。原因は共同調理場で作られた給食であった。

6月10日から岐阜県岐阜市立長森南小学校で起こる。やはり原因は学校給食であり、371人の患者を出した。次にO157が襲ったのは広島県東城町立東城小学校（現在は庄原市立）。185人の患者を出し、原因はやはり学校給食であった。O157は学校給食を狙ったように次から次へと集団感染を起こした。

6月16日に岡山県新見市を襲った。新見市立給食センターから給食が配送されている7カ所の小学校、2カ所の中学校でO157の集団食中毒が起き、給食を食べた1935人のうち365人が患者として報告された。同じく6月16日、東京の板橋区と港区の仕出し弁当店の弁当によってO157の会社員集団食中毒事件が起きている。

さらに6月29日、O157は群馬県境町の小学校を襲う。町立采女小学校（現在は伊勢崎市立堺采女小学校）の学校給食によるO157食中毒事件で、144人もの患者を出してしまった。

これら1996年前半に全国で次々と起きたO157の小規模集団食中毒は、世界最大規模食中毒事件の前兆だったと私は考えている。

私が研究を始めるきっかけとなった事件

遡る1990年10月初旬、埼玉県さいたま市（当時は浦和市）のしらさぎ幼稚園でO157の集団感染事件が起き、4歳と6歳の2人の園児が死亡した。原因とされたのは井戸水である。

今では考えられないが、しらさぎ幼稚園の園児たちは水道水ではなく、無許可の井戸水を飲料水として飲んでいた。その井戸と、便をためておく老朽化した下水の設備が地下で繋がっていたのである。

この思いがけないO157集団感染で319人が被害者となった。しらさぎ幼稚園の園児の数は184人で、10月10日に運動会が行われ、応援に来た園児の父親や母親、祖父母にまで感染が及んだことになる。

私はこの事件を契機に、O157の研究を始めた。マウスに細長く先端が球状の針（ゾンデ）を使ってO157を飲ませ続け、研究結果をO157の国際学会で発表しようと思った。

O157の国際学会はVTEC（VerocyoToxin-producing *Escherichia coli*）と呼ばれ、記念すべき第1回のVTEC国際シンポジウムは1991年カナダのトロントで開催された。

第2回の国際シンポジウムVTEC1994はイタリア・ベルガモにある城の中で開催された。この学会への出席を決めたときには、演題は締め切られていた。しかし諦めずに抄録を書いて出したら出席が決まった。ということで、国際シンポジウムVTEC1994の最後の演題発表者は私であった。（ベルガモとはイタリアの北に位置するロンバルディア州の一つの県である。新型コロナウイルス感染症発生した当初、多くの高齢者が亡くなったことでも有名な街である。）

そして、最初の英語論文を発表して2年後、私の人生を大きく変えた事件が勃発する。

大規模感染でパニックに

それは１９９６年7月の大阪府堺市での出来事である。7月13日土曜から大勢の小学生が「おなかが痛い、血便が出る」として病院に詰めかけ、翌日の14日には、その人数がピークに達し、堺市は腸管出血性大腸菌Ｏ１５７による感染パニックの状態に陥った。

「堺市学童集団下痢症報告書」によると、医療機関で受診した患者は１万２６８０人、下痢等の症状があった患者は１万４１５３人、検便でＯ１５７が検出された患者は２７６４人にも上り、史上最大規模の感染爆発となった。主にＯ１５７に感染した患者は小学1年〜6年までの学童で、最終的な人数は９４９４人、小学校教員が27名感染した。

１９９６年はＯ１５７の集団食中毒があまりに多く、図1を見てわかるように日本のほとんどの県で起こっている。国中がＯ１５７の感染地獄となり、マスコミがひっきりなしに事件を伝えていた。この年だけで患者数は約1万８０００人にも及び、12人が死亡した。

溶血性尿毒症症候群（Hemolytic Uremic Syndrome：HUS）から脳症を発症

私は、7〜8月に堺市に入った。叔父の家に泊めてもらい、この歴史的大事件を直接調査し

図1　1996年，全国で起きた腸管出血性大腸菌O157集団食中毒事件

（文献：甲斐明美ら[1]；竹田美文[2]を参考に作図）

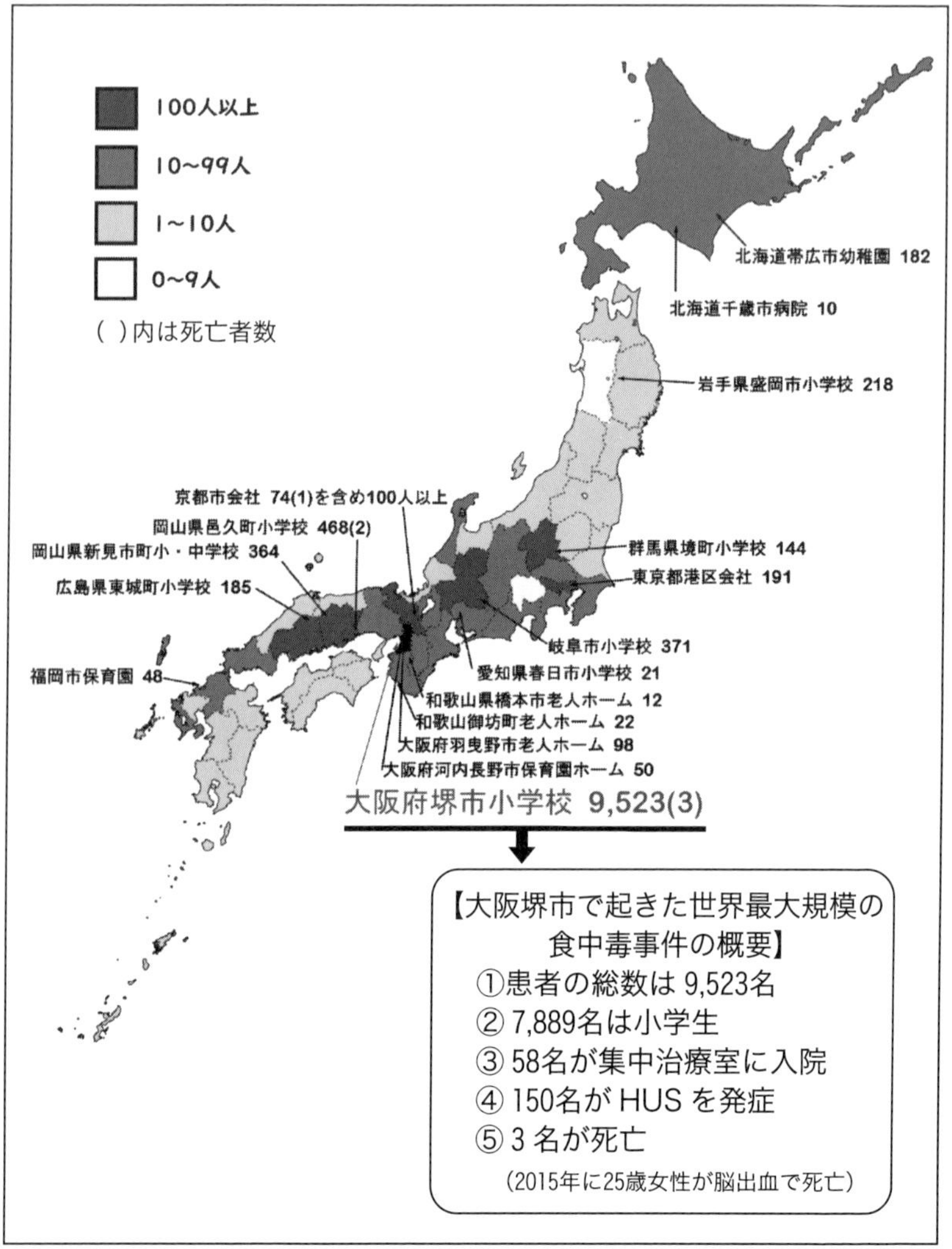

た。当時世界最大規模のＯ１５７食中毒事件の原因究明を毎日行っていた堺市保健所長会にも参加した。産業医科大学の一助手だった私を保健所長らが歓迎してくださるとは、誠にありがたいことであった。

私は前述のように、１９９４年にイタリア・ベルガモで開催されたＯ１５７の国際学会ＶＴＥＣ１９９４に出席した経験を持つ。さまざまな報告の中で、ひときわ目を引いたものがポスター発表の中にあった。シエグラー博士というユタ大学の小児科の教授が発表した報告である。

図2　溶血性尿毒症症候群の3主徴

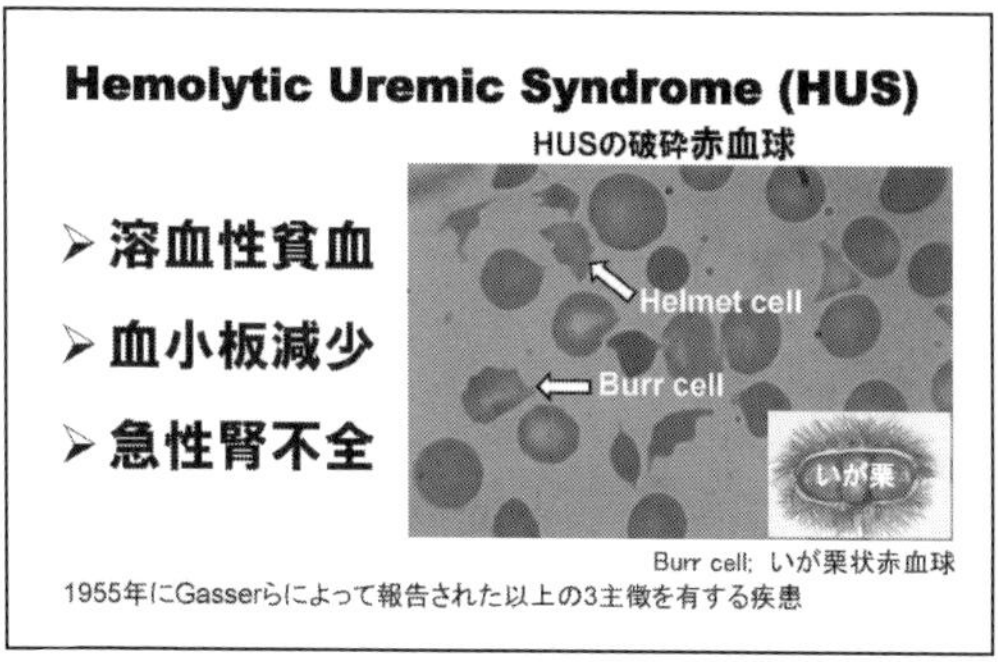
Hemolytic Uremic Syndrome (HUS)
HUSの破砕赤血球
➤溶血性貧血
➤血小板減少
➤急性腎不全
Helmet cell
Burr cell
いが栗
Burr cell; いが栗状赤血球
1955年にGasserらによって報告された以上の3主徴を有する疾患

シエグラー博士には私も会ったことがあるが、穏やかで優しい方である。当時からＯ１５７による溶血性尿毒症症候群（ＨＵＳ）研究の大御所である。ＨＵＳは１９５５年にドイツのガッサーらにより報告された疾患で、急性腎不全、溶血性貧血、血小板減少の3主徴を特徴とする疾患である。

彼の報告によると、ＨＵＳ発症後、ＩＱが有意に普通の人に比べ低下するという。大阪堺市のＯ１５７大規模集団食中毒事件から10年ほど経って、私は以下の事例を知った。初夏のある日、幼児が下痢で小児科を受診。最初は整腸剤のみで様子を見ようということになったがよくならず、ロペミンという止瀉剤が処方された。数日後に総合病院に行き、幼児はO157に感染していることがわかり溶血性尿毒症症候群（HUS）に陥った。そのうちにけいれん発作をきたすようになり、脳症まで発症してしまった。結果的に幼児の命は救われたが、後遺症として知的障害やてんかんを発症し、小学校の養護学級に入学することになった。

シエグラー先生の報告したことはありえると思った。彼の20年にわたる調査で、溶血性尿毒症症候群（HUS）発症後、知能の発達遅延が見られたケースが報告された旨を堺市保健所長会で述べると、会場は騒然となった。このことが一般市民に知れたら、とんでもない賠償請求が起きるのではないかと言った保健所長もいた。私は賠償についてはその後どうなったかはほとんど記憶していないが、2015年10月10日に25歳の女性がO157の後遺症で亡くなり、2016年までに大阪堺市がO157食中毒事件で支払った補償額は計約7億円に上るという。

1997年8月に報告された「堺市学童集団下痢症報告書」によれば、9523人の患者を出し、そのうち121人が重篤になって溶血性尿毒症症候群を発症した。死亡者は3人である。

そのうち小学校1年生の児童は、腹痛と下痢・発熱で症状が始まった。当時、大半の小児科の医師たちは風邪という診断を下した。下痢は血便となってひどくなり、当時の小学校と病院のトイレは血で真っ赤に染まった。血に染まった堺市はさながら地獄絵のようだった。病院は

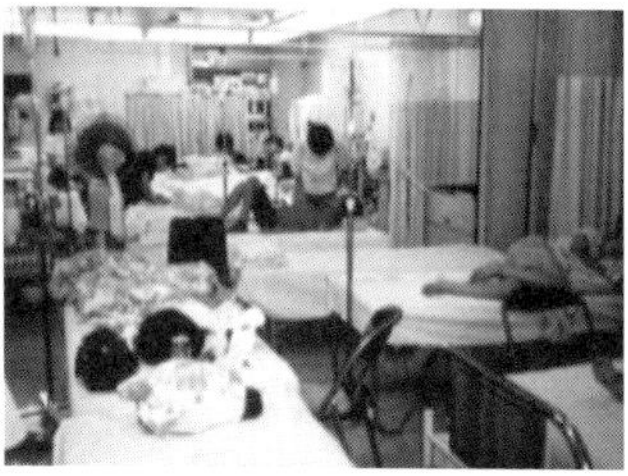

救急外来

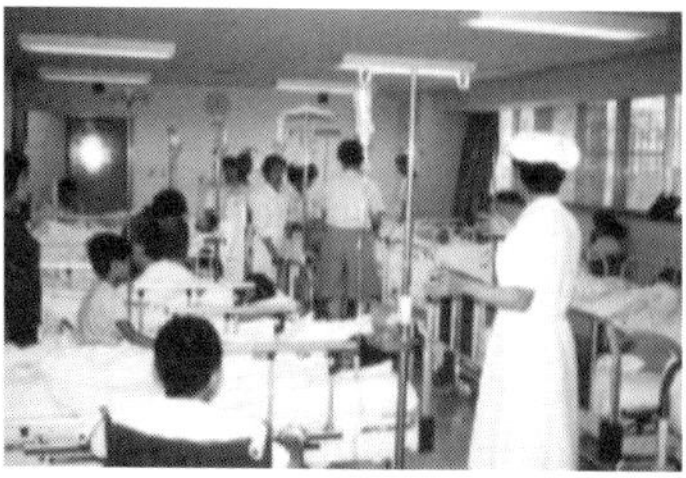

会議室

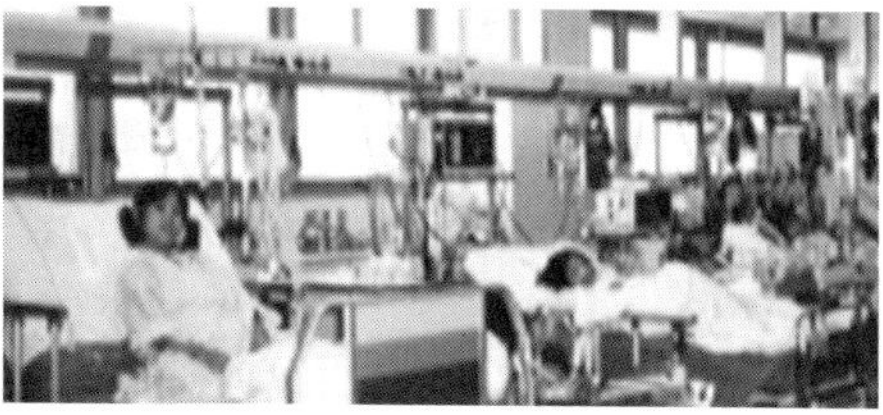

集中治療室（ICU）　全員女児

図３　大阪労災病院の様子。病室が不足し会議室まで病室となった

（大阪労災病院・川村尚久先生より提供）

病室が不足し、会議室にまでベッドを持ち込んだという。ＩＣＵは常に満員で、大半は女児が占めた。

当時、私は３つの病院を訪れた。関西医科大学附属病院、大阪府立母子保健総合医療センター、市立堺病院だ。関西医科大学附属病院では、当時小児科の講師であった安原昭博先生にお目にかかって脳症の児童が入院していないか尋ねた。安原先生には私の研究について真剣に聞いていただき感謝申し上げたい。安原先生は、目は見えているが脳で認識しなくなっている、失読、失書、失認、視野異常の女児がいることを私に伝えた。ＣＴ（Computed Tomography）では正常だったので、私は安原先生にＭＲＩを撮っていた

図4　堺市でのO157大規模集団感染で，
脳症をきたした1症例

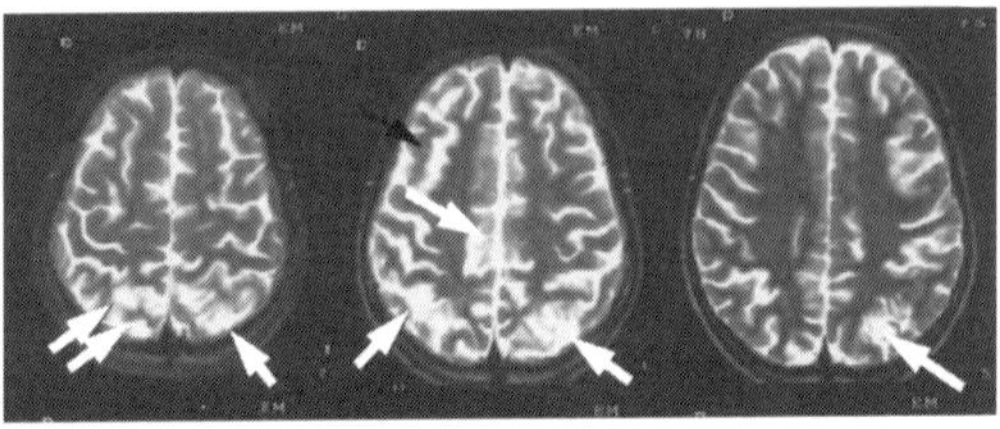

MRI T2強調像で頭頂後頭部に脳浮腫を認めた（矢印）
10歳女児
CTは正常
症状；失読、失書、失認、視野異常
Yasuhara A et al. Pediatr Int. 42(3):302-5. 2000

だくようお願いした。安原先生は快諾してくださりMRIを撮り、ついに頭頂後頭部が浮腫になっていることを発見した。後日、安原先生は英語論文として発表した[3]。

さらに大阪府立母子保健総合医療センター第二小児科の里村憲一先生にもお目にかかり、小児のMRIを見せていただき、多くのことを学んだ。また九州からO157に詳しい偉い先生が来ているとの噂を聞いたということで、市立堺病院から講演を頼まれた。私は市立堺病院の先生方に黒板を使って、一生懸命O157について説明した。

1996年7～8月の暑い中、大阪堺市はシーンと静まり返って異様な雰囲気に包まれていた。車で堺市を通って目的地に向かっていた家族の中には、子どもたちに「堺を通り抜けるまで息を止めていなさい」とまで言った親がいたそうである。

水道水の残留塩素濃度によって救われた晴美台東小学校

堺市保健所長会で話題となった小学校がある。晴美台東小学校である。この小学校は隣接する小学校で多数の患者が出ているにもかかわらず、１９９６年7月の堺市保健所長会が開催された当時には一人も患者を出していないという。晴美台東小学校は１９９６年の前から水道水の塩素濃度が高く、学童がプールに入るときに目が赤くなるので塩素濃度を下げるように訴えていたほどだ。晴美台東小学校の近くに晴美台配水場があった。水道水は本管の残留塩素濃度が高く末端にいくほど低くなる。今もそうだが、水道水の残留塩素濃度は０・１ppm以上となっており上限はない。夏場には、細菌性食中毒が多くなるので、水道局は残留塩素濃度を少し高めに設定することを後になって知った。

これはあくまで推測だが、晴美台東小学校は他校より高い濃度の残留塩素によって、多数の学童と教師が救われたのではないか。１９９７年8月に報告された「堺市学童集団下痢症報告書」を今一度見ても、最終報告された学童の患者発生率は堺市南区の平均が36・１％だったのに対して晴美台東小学校だけが２％と極端に低い。

この後に晴美台東小学校は晴美台小学校と統合されて「はるみ小学校」となる。統合前の晴美台東小学校に隣接していた小学校の患者発生率は36・９％にも上っていたというから、その差には驚くべきものがある。

余談だが、このひと月前の6月、埼玉県越生町の全町民の約70％にあたる９０００人が下痢や腹痛を訴えた。原因は町営水道に混入していたクリプトスポリジウムであった。（クリプトスポリジウム原虫は、通常水道水の塩素の24万倍にも抵抗するので、感染を防ぐには煮沸しかない。）

埼玉県衛生研究所の調査により、河川の上流域にあるし尿浄化槽や農業廃水処理施設の処理水が水道水に混入していたことが判明した。保健所への通報が3日も遅れたうえ、子どもたちには家の水道水を持って登校するよう指導していたという。初動対応として丁寧な疫学調査を行っていれば、速やかに原因が判明した可能性も示唆された。

2 患者を最初どのように治療したか

日本だけが抗菌剤の使用を推奨

大阪堺市の学校給食によるＯ１５７大規模食中毒事件では抗菌剤を患者に処方するかどうかについての議論がとにかく混迷を極めた。私は、ＣＤＣ（Centers for Disease Control and Prevention／米国疾病予防管理センター）のＯ１５７対策で活躍していたパトリシア・Ｍ・グリフィン博士にメールで連絡し、抗菌剤の使用についての米国の見解を求めた。その結果、７月に以下のメールを受け取った。

There is no good answer because there is no good data. The most experienced U. S. clinicians tend not to treat O157 infection (with antibiotics) because they are concerned that it may increase the risk of HUS.

現時点で、抗菌剤がO157感染症に効果があったという（疫学等）のデータがないため、抗菌剤に関する質問には答えることができません。ただ、米国（小児科）臨床医の大半は、抗生物質によってO157感染症の溶血性尿毒症症候群（HUS）の危険が高まると考えており、わが国ではO157感染症には抗生物質は使わない方針です。

私は大きな驚きを覚えた。抗菌剤・抗生物質と呼ばれる薬が溶血性尿毒症症候群（HUS）のリスクを上げるということは、それらの薬を使うなということだ。

大阪堺市の学校給食によるO157集団食中毒事件の前に遡る。福岡市の市立コスモス保育園で6月8日に起きた保育園給食によるO157集団食中毒で48人の患者が出た。6月18日に福岡市医師会長が至急連絡として会員に発した記録がある。そこには、「治療薬剤としてホスホマイシン（商品名ホスミシン）またはバクシダール等のニューキノロン剤がO157患者に有効です」と書かれている。ホスミシンがどういう理由で推奨されたかはわからないが、おそらくこの連絡が抗菌剤を推奨する初めての記録だと思う。

ちなみにフレミングが青カビからペニシリンを発見したように、カビ、放線菌など微生物から産生されるものを精製してできたものを抗生物質と呼ぶ。化学的に合成されたものもあり、その両方を指すものを抗菌剤と呼び抗菌薬とも記載される。ニューキノロン剤は後者になる。

ホスホマイシンは抗生物質であり、ペニシリンやセファロスポリンと同じで細菌の細胞壁の合成を抑えて細菌を殺す。

問題はヒトに対して強毒となるベロ毒素が菌体のどこにあるかである。ベロ毒素1型は菌体内にあり、ベロ毒素2型は菌体外に放出される。したがって、菌体のまわりを囲んでいる細胞壁を壊してしまうとベロ毒素は菌体外に漏れ出して一気に腸管に放出される。欧米の医者はこのことを恐れていたのである。

私の友人でもあるワシントン大学の小児科医フィリップ・I・ター博士は、もし、自分の娘がO157に感染したとしても、本当に何も薬を処方しないのかという問いに「ひたすら神のご加護をと祈るだけです」と言ったそうだ。

堺市診療センターの例

7月10日に起きた大阪堺市の学校給食によるO157集団食中毒事件は、7月15日、堺市医師会長が会員に出した報告でその惨状を窺い知ることができる。堺市泉北急病診療センターでは、14日昼間429人、準夜勤時間帯（準夜）202人受診、宿院急病診療センターでは、13日準夜から14日朝にかけて184人、14日昼間から準夜にかけて173人受診したと記録に残っている。

この記録には、O157感染症に対して抗生剤ホスミシンあるいはテトラサイクリンを推奨している。下痢止めは少なめに処方するように書いているが、7月26日の堺市医師会員に出した報告によると、ホスホマイシンと整腸剤による治療に改め、下痢止めは避けることとなった。

この時期に京都市にある大手電子部品製造会社の社員食堂での給食により、O157集団食中毒事件が起きた。患者総数は47人で、うち56歳男性が7月21日死亡した。当時成人男性が死亡することはめったになかった。私の推測ではあるが、抗生物質と下痢止めが成人量で処方されたため、腸管で増殖したO157が下痢止めによって大腸内にとどまり、抗生物質によって細胞壁が破壊され、一気にベロ毒素が腸管に流れ出して死亡してしまったのではないか。

注意しなくてはならないことは、下痢は病原体排出のための生理的な生体防御反応であるという点である。そのため、安易な下痢止めはかえって病原体を腸内にとどめてしまい、病状を悪くする。日本の医者は常に患者の要望を聞き入れ、いろいろなことをしたがる傾向にある。何もしないことも時には正しい判断であることを思い知らされた。

7月20日頃の新聞によると「難しい抗生物質の投与　不適切だと重症化の恐れ」と題して、「堺市の対策本部は16日付けで、ホスホマイシン系の抗生物質の使用量などを示したO157の治療法を、同市医師会を通じて各医療機関にファックスで流した。しかし、堺市病院関係者は、もっと早い段階できめ細かい情報が欲しかった、どの時点でどんな抗生物質を使ったらよいか、よくわからなかったと言った」と報道している。

疑問が残る厚生省の治療方針――ホスホマイシンを推奨

ついに8月2日に厚生省はO157感染における治療指針を発表した。それによると、「子供にはホスホマイシン、ノルフロキサシン、カナマイシンを、大人にはニューキノロン系かホスホマイシンを経口で投与する。下痢止めは使わない」と発表した。下痢止めは使わないときっぱり断言しているところから、京都市でO157感染で死亡した56歳男性はやはり下痢止めを使われたんだと勘ぐってしまう。

ホスホマイシンがなぜ選ばれたのかわからないが、ホスホマイシンの使用を加速させたのは、当時産声を上げたインターネットである。これに真剣に取り組んだのが大阪市立大学医学部であった。彼らは『O157溶血性尿毒症症候群（HUS）治療記録――インターネットによる医療情報発信』という本を「医薬ジャーナル」社から1997年9月に出版している。[4] それには、気になる箇所がある。「ニューキノロンおよびホスホマイシンがO157の感染症を悪化させたという報告は、我々が検索した範囲ではない」と記されている。私は実際の大阪市立大学のホームページでも見たが、これはちょっと言い過ぎた感がある。なぜなら、ホスホマイシンを使用していたのは当時、日本だけであり、日本以外の国々に範囲を広げて検索してもヒットしないのは当然のような気がするからである。

2019年に報告された抗菌剤がO157等の腸管出血性大腸菌感染症に効果があるかどうか調べた結果、やはり抗菌剤はあまり効果がないとの結論に至った。特にホスホマイシンが腸管出血性大腸菌感染症に効果があったという報告は、日本に多く他の国ではあまり使われないせいかまだわからない。またホスホマイシンが細胞壁を壊して細菌を破壊し、ベロ毒素が増えるという試験管レベルでの結果があるので安易に使わないほうがよいとしている[5]。

2014年、医師が戸惑った抗菌剤不使用への方針転換

世界最大規模のO157集団食中毒事件において世界で抗菌剤が有効かどうかの判断が分かれる中、日本は抗菌剤を使うことを選択した。特にホスホマイシンは大半のO157感染症に使われた。私は一貫して、O157経口投与マウスモデルではホスホマイシンは効果がないとしてきた[6]。

O157と抗菌剤の歴史を振り返ったとき、1996年に大阪堺市で起きた学校給食によるO157の大規模集団食中毒事件以降、腸管出血性大腸菌感染症にホスホマイシン、ノルフロキサシン、カナマイシン、ニューキノロンが推奨されてきた。この期間が18年とあまりに長く続いたが、2014年に発行された溶血性尿毒症症候群（HUS）の診断・治療ガイドライン

で、腸管出血性大腸菌感染に対する抗菌剤の使用とＨＵＳの発症に関しては一定の結論はないとされ、これが根拠になって抗菌剤は積極的に使わないようになったわけである。

しかし、驚いたのはむしろ現場の医師だったたに違いない。これまで、腸管出血性大腸菌といえば抗菌剤を使うのが当たり前だったからである。

厚労省のホームページの２０１７年に改訂された「腸管出血性大腸菌Ｑ＆Ａ」を見ると、「腸管出血性大腸菌感染症に対しての抗菌薬使用は、ＨＵＳ発症を増加させるという報告があり、抗菌薬の推奨は統一されていません。いずれにしても医師による診断治療が必要です」という記載があった。これは、これまでの治療方針が大きく転換されたものである。つまり腸管出血性大腸菌感染における抗菌剤の使用は、医師の裁量によるとされ、従来とは異なり抗菌剤の使用は積極的に推奨されなくなったのだ。

また厚労省は近年の薬剤耐性菌の増加を懸念し、抗菌剤の使用を抑制するＡＭＲ（AntiMicrobial Resistance／薬剤耐性）対策アクションプランを２０１６年から実施している。わが国において無症候性保菌者を含め腸管出血性大腸菌感染症のほとんどのケースで抗菌剤が使われている現状を踏まえ、ＡＭＲ対策アクションプランとは真逆の現状を厚労省はどのように解決したかいつか聞いてみたい。

無症候性保菌者とは

学校給食従事者の検便検査

無症候性保菌者は、下痢や腹痛等の症状がないO157等の感染者である。主に調理従事者の検便で明らかとなった人たちが含まれる。調理従事者等の検便で腸管出血性大腸菌が検出されたら陰性になるまで職場復帰できない。

そもそも学校給食従事者の検便検査（検便）は、1996年大阪堺市の学校給食による世界最大規模のO157食中毒事件発生直後の8月16日に出された、衛食第219号「学校給食施設における衛生管理について」では以下のように定めている。「調理従事者は臨時職員も含め、月に最低1回の検便を実施すること。検便には、従来の検査に加え、病原性大腸菌O-157の検査を含めること」。衛食第219号は翌年の1997年3月24日には廃止され、学校給食衛生管理基準なるものが同年4月1日に発表され、検便は現在月2回以上となった。

そして後に大問題となる衛食第85号「大量調理施設衛生管理マニュアル」という法的拘束力のないマニュアルが1997年3月24日に登場する。「大量調理施設衛生管理マニュアル」では、調理従事者は臨時職員を含め月1回以上のO157等の検便をすることになった。学校給食衛生管理基準にしても「大量調理施設衛生管理マニュアル」にしても法的拘束のない国の定めた規律である。たぶん食品衛生法が効いているようだ。これは１９４７年終戦直後にできた法律で、法律第２３３号と呼ばれている。食品等事業者が実施すべき管理運営基準に関する指針（ガイドライン）である。これには一言、「保健所から検便を受けるべき旨の指示があったときには、食品取扱者に検便を受けさせること」となっている。

表１　腸管出血性大腸菌感染者数の推移

	届出数／下痢等発症者数	無症状保菌者（届け出数－発症者数）	無症状保菌者の割合
2007年	4617人／3038人	1579人	34%
2008年	4329人／2822人	1507人	35%
2009年	3879人／2602人	1277人	33%
2010年	4135人／2719人	1416人	34%
2011年	3939人／2659人	1280人	32%
2012年	3770人／2363人	1407人	37%
2013年	4045人／2624人	1421人	35%
2014年	4156人／2839人	1317人	32%
2015年	3568人／2338人	1230人	34%
2016年	3647人／2246人	1401人	38%
2017年	3904人／2606人	1298人	33%
2018年	3855人／2584人	1271人	33%
2019年	3745人／2513人	1232人	33%
2020年	3090人／1985人	1105人	36%
2021年	3241人／2024人	1217人	38%
2022年	3383人／2265人	1118人	33%
2023年	3566人／2390人	1176人	33%

無症候性保菌者に処方される抗菌剤

腸管出血性大腸菌感染者の数は発症者に無症候性保菌者を加えた人数が２００７～２０１１年は４６１７人～３９３９人で特に大きな増減はなく推移していた。調理従事者の検便は、学校給食の大規模化や外食産業の増加によって増える傾向にある。

問題は、無症候性保菌者には今でも

抗生物質を含む抗菌剤が処方されていることである。また、無症候性保菌者は抗菌剤で一度は陰性になるも再発しやすいという特徴を持つ。職場復帰のため、全く症状のない人に抗菌剤を投与するのは、今のこの時代、耐性菌を生む可能性が高くなることを肝に銘ずるべきである。

私は鳥取大学で漢方薬の生薬である大黄が腸管出血性大腸菌の腸管への定着を抑えることをマウス実験で明らかにした(7)。無症状保菌者で便秘のある方は、大黄を使われてみてはいかがだろうか。生薬のためツムラなどのエキス製剤とは異なるが、就寝前に大黄を人肌くらいのお湯に溶かして飲むと効果的だ。毎年1000人を超える無症候性保菌者が抗菌剤を飲んでいることを考えると胸が痛む。抗菌剤ではなく何か除菌または洗浄効果のある薬を待つしかない。

抗菌剤が引き起こす耐性細菌問題

2011年、ドイツで出現した腸管出血性大腸菌の耐性菌

抗生物質など抗菌剤を長期投与すると、腸内細菌叢が一変して偽膜性大腸炎になる。原因はディフィシレ菌である。ディフィシレ菌は大腸で大半を占める嫌気性菌の中でも人を死に至らしめるほど強毒なクロストリジウム属菌である。健康な人の腸内細菌叢の中で悪玉菌としてごくわずか存在している。これが抗生物質の長期投与による正常腸内細菌叢の破壊によって目覚

め、偽膜性大腸炎を起こす。

２００２年以降、欧米では強毒型ディフィシレ菌となって病院や老人ホームを襲った。本来、ディフィシレ菌はA毒素とB毒素という外毒素を分泌していたが、第３の毒素を産生して強毒となったのだ。

２０１１年にドイツ北部を中心に起きた、腸管出血性大腸菌O１０４に汚染されたサラダを原因とした大規模集団食中毒事件では、多くの抗菌剤に耐性のある腸管出血性大腸菌O１０４が出現した。このときヨーロッパは未知の病原体に遭遇したということで大騒ぎになった。WHOの報告によると、ドイツを中心とするヨーロッパ16カ国と米国、カナダから４０７５人の患者が発生し、50人が亡くなった(8)。死亡率は１・２％であり、学校給食による世界最大規模のO１５７集団食中毒事件での死亡率は０・４％なので、とんでもない感染症だったわけである。

欧米では腸管出血性大腸菌感染者に抗菌剤を使うべきでないという意見が多く、抗菌剤は今でも腸管出血性大腸菌患者に使われていない。わが国での腸管出血性大腸菌の治療に抗菌剤が多く使われている現状を鑑みて、薬剤耐性腸管出血性大腸菌が出現する確率は、先進国の中でかなり高い。

「悪夢の耐性菌」

さらには2018年、CDC（Centers for Disease Control and Prevention／米国疾病予防管理センター）が、「悪夢の耐性菌」とも呼ばれるCRE（カルバペネム耐性腸内細菌科細菌）が221サンプルも見つかったとして世界に警告を発した。私は抗菌剤を多量に消費するわが国で、カルバペネム耐性腸管出血性大腸菌が出現することを最も懸念している。

WHOは、将来公衆衛生上の緊急事態に備えて研究開発を加速させるべく、「予想外（unexpected）」の感染症の一覧に、疾病X（Disease X）を追加した。新型感染症には新しい概念が重要であり、わが国もカルバペネム耐性腸管出血性大腸菌を疾病Xに準ずる疾患として位置づけ、ワクチンなどの対策を進めていくことが大切だ。

私は最近、大阪大学微生物研究所からO157 sakai 株（溶血性尿毒症症候群〔HUS〕患者からの臨床分離株）を分与してもらった。最小発育阻止濃度、いわゆるMIC、すなわちどのくらいの抗菌剤の濃度で細菌が発育可能になるかを調べる実験をした結果、ホスホマイシンのMICはちょうど8μg／mℓであった。これをホスホマイシン耐性細菌かどうかを判断するのは難しいが、私は1996年にホスホマイシンがよく使われた結果、O157のホスホマイシン耐性化がすでに始まっていたと考える。O157がホスホマイシン耐性になった場合、O157感染者がホスホマイシンを飲むと、飲まない人に比べ症状は悪化する。理由はホスホマイシンを飲むと腸内細菌叢の多くが死滅し、ホスホマイシン耐性腸管出血性大腸菌だけが腸内で増殖するためである。

また、２０１６年千葉県と東京都の老人ホームにおける集団食中毒事件でのＯ１５７臨床分離株と、２０１７年ポテトサラダを汚染したと考えられるベロ毒素２型単独産生臨床分離株の薬剤耐性を調べた。幸いにもホスホマイシンなど主要な抗菌剤に耐性を持っていなかったが、学校給食による世界最大規模のＯ１５７集団食中毒事件の臨床株はホスホマイシンに耐性を少し持っていた。

私たちは細菌感染には抗菌剤を使ってきた。その結果、多剤耐性菌が出現し、また多剤耐性菌に有効な抗菌剤を開発するというイタチごっこをやっている。

3 堺市事件その後と、記憶に残る二つの事件

原因は「カイワレ大根」だったのか？

給食で生じた世界最大規模のO157集団食中毒事件として世界に知られているこの事件の原因食は何だったのであろうか。

給食が原因といっても、1996年のO157食中毒事件では、原因の食材は明らかになっていない。食材を保存しておく規約がなかったのである。翌年、当時の文部省が初めて施行した「学校給食衛生管理基準」によって、給食に使われたすべての食材は50gずつの小分けにしてマイナス30℃の冷凍庫に保存することが決められ、それ以来冷凍庫が飛ぶように売れ、O157集団食中毒事件による内需拡大に繋がった。

これほどまでに感染が拡大した背景には、大規模な給食センターが各地に出来たことがある。1985年から文部省は学校給食業務の合理化を進めており、私が小学生だった頃のように学

校が独自に給食を作っていた時代は終わりを告げようとしていた。堺市も１９９２年から公益財団法人堺市学校給食協会に給食業務を一任し、大きな給食センターで給食を大量に作って各小学校に配送していた。

堺市内全92校の全児童4万７７０１人に行った原因究明調査によって、患者の出た学校で発症していない児童は、当日学校を欠席していたこと、同一生産施設から仕入れた給食の食材はカイワレ大根であったことが判明し、原因食材としてカイワレ大根が疑われた。しかし、堺市保健所長会で、給食の冷やしうどんにカイワレ大根がのせてあったが、カイワレ大根は嫌いと言って食べなかった生徒もＯ１５７に感染した事実があったので、カイワレ大根は原因食材でないかもしれないという話があった。

また、大阪羽曳野市の特別養護老人ホーム「四天王寺悲田院」で１９９６年7月19日から入所者が下痢や腹痛を訴え始めた。結果的に98人もの患者が出た。この老人ホームやその他病院等の４施設でも同じ生産者のカイワレ大根が供されており、カイワレ大根から検出されたＯ１５７の遺伝子と堺市の学校給食で感染した患者から分離されたＯ１５７の遺伝子が一致した。

こうして厚生省は、原因が曖昧なままでは国民が納得しないと判断したのか、原因究明の過程を中間発表してしまった。ここからカイワレ大根騒動が起きた。あまりに過熱して、カイワレ大根業者から自殺者まで出るという深刻な事態となった。

その後カイワレ大根や生産施設の従業員や周辺環境から菌は検出されず、生産施設は国を相手取り賠償請求訴訟を起こし、大阪地裁は疫学に基づく迅速な情報公開を「過渡的な情報を記者会見までして公表すべき緊急性はなかった。報告書の論述全体や、会見に同席した専門家の『95％以上』との発言は、カイワレ大根が原因と強く印象づけるため、違法」と断じ、名誉棄損を認め、慰謝料の支払いを命じた。「疑わしきは一刻も早く対処する」という疫学の真髄が否定された判決となった。

私としては、CDC（米国疾病予防管理センター）からの助っ人を断り、疫学における信頼性（p値と呼ばれる）を解析できなかった厚生省は甘い判断を下してしまったと思う。日本では感染症疫学が欧米に比べ劣っていることを意味している。当時の菅直人厚生大臣はカイワレ大根の風評被害を打ち消すため、カイワレ大根をたくさん食べるパフォーマンスをテレビ中継で流したのを覚えている。

感染症疫学が欧米に比べて劣っていることの証左には、1996年8月、厚生省が厚生大臣・菅直人名で「伝染病予防法に基づき、腸管出血性大腸菌感染症を同法により予防方法を施行すべき伝染病として指定」したことにも見られる。当時伝染病予防法なるものがあり、法定伝染病という怖い病気を決めていた。法定伝染病とはコレラ、赤痢、腸チフス、パラチフス、痘瘡、猩紅熱、ジフテリア、流行性脳脊髄膜炎、ペスト、日本脳炎を指し、診断した医師は直ちに保健所を通じて都道府県知事に知らせなさいという法律である。Ｏ１５７も法定伝染病になったことを告げるものであった。つまり、菅直人厚生大臣はＯ１５７感染症を法定伝染病と同等として指定感染症にしたのだ。

その後、１９９９年４月感染症法によって３類となったが、今からたった四半世紀前に、伝染病という偏見を生むような言葉を使い、Ｏ１５７を伝染病にするのはおかしい。Ｏ１５７はあくまで経口感染でヒトからヒトへは感染しない。感染症疫学への知識不足が招いた致命的なミスリードといえる。（しかし、Ｏ１５７患者の便を不適切に扱うと、わずか50個でヒト→ヒト感染し、これを二次感染という。二次感染については後に述べる。）

２０１１年、腸管出血性大腸菌Ｏ１０４というあまり聞き慣れない菌によって、ドイツを中心にヨーロッパ全土を揺るがす集団食中毒が起きた。このときも食材からは菌を発見することはできなかったが共通食材を調べ、疫学的に信頼性があるとして、フェヌグリーク（もやし）という葉物生野菜が原因だと断定した。大阪堺市の学校給食Ｏ１５７食中毒事件で、同時期に老人ホームでも提供されたカイワレ大根に注目して検査したように、フランスで起きたフェヌグリークによる小規模Ｏ１０４食中毒事件が決定打となった。

余談だが、同じような腸管出血性大腸菌集団感染が同時期に別の場所で起きるとは、と思ったと同時に、カイワレ大根の種子は2年前にオレゴン州から輸入されたものだと知った。カイワレ大根の種子を作るためには広大な土地が必要で米国産が多かった。1982年、ハンバーガーによるO157集団食中毒事件が世界で初めて報告されたのはオレゴン州とミシガン州である。O157の最初の発生地からカイワレ大根の種子が輸入されていたとは、と不思議に思う。フェヌグリークの種はエジプト産だったが種子からは腸管出血性大腸菌O104は検出されていない。

大統領が生物兵器と見なしたO157

日本でこのようにO157が猛威を振るった後の2000年5月、カナダの人口4800人のウォーカートンという小さな農村で悲惨な事件が起きた。村の人口の約半数である2300人が突如として下痢、血便を訴えたのである。そして村の水道水からO157が検出された。28人が溶血性尿毒症症候群（HUS）を発症し、7人が死亡するという甚大な被害に見舞われ、この村は荒廃してしまった。

事件の前、ウォーカートンでは多量の雨が降り河川に多くの雨水が流れ込み、また水道水自体のシステムトラブルのため、塩素濃度はとても低くなっていた。こうしてO157に汚染された牛の糞を多量に含む河川からの水が水道水に混入したことでO157の集団感染が発生したことが後に判明した。

大阪堺市でのO157食中毒事件についての概要を報告した英語の論文は一つ[9]であるのに対して、ウォーカートンの水道システム事件は、『Journal of toxicology and environmental health 2002年』の142ページ[10]と188ページ[11]で報告されている。

この事件を受け2002年、当時のブッシュ大統領はO157がバイオテロリズムに使われる危険性を重視し、O157のみの対策費に約17億ドルという巨額の研究費を拠出した。当時1ドルを130円で換算すると2210億円になる。そのうち基礎研究に650億ドル、臨床研究に同じく650億ドル、研究所建築に520億ドル、O157のワクチンに390億ドルを拠出したとバージニア大学留学時のボス、トム・オブリッグ教授は教えてくれた。カナダでは不幸な出来事だったが、米国バージニア大学に留学していた私は研究費に困ることはなかった。

故郷・香川で起きた浅漬キムチによる食中毒事件

2005年10月、私の故郷である香川県の2つの老人福祉施設でO157の集団食中毒事件が発生し、6人の高齢者が死亡したことが報じられた。私は故郷の問題は自分が解決してみせると意を決して、2006年九州大学医学研究院等倫理委員会にO157感染症の重症化要因に関する研究として研究計画を提出、承認された。

夏の暑い中、老人福祉施設、浅漬、O157をキーワードとして香川県に乗り込み、2つの老人福祉施設を訪れ、医療機関や保健所から聞き取り調査をした。この研究の背景を書いてみる。

CDC（米国疾病予防管理センター）によって報告された1982年から2002年にかけてのO157感染症の大規模調査によると、死亡率は全体の0・5％と報告されている。1996年の大阪堺市における大規模集団食中毒事件でも約1万人の食中毒患者のうち4人の死亡が報告され、単純計算して死亡率はほぼ0・04％であった。今回の老人福祉施設での同一食材喫食者は合計で425人にも上り、死亡率は1・4％と高かった。

欧米においては老人施設でのO157集団食中毒事件は死亡率が高くなる傾向がある。特に1996年にスコットランドで起きたO157の集団食中毒事件はクリスマス・シーズンに行われる教会での集会に出席した高齢者に被害が集中し、死亡率は3・9％であった。

また、野菜を感染源とした例として、2006年米国のタコベルというファーストフードレストランで起きたO157の集団食中毒事件での感染源はホウレンソウであった。約70人が発症し、8人が重症化して溶血性尿毒症症候群（HUS）に陥った。1人が亡くなっている。

聞き取り調査で明らかになったことは、老人福祉施設で提供された浅漬2食品からベロ毒素1型および2型産生O157が検出されたことだ。しかし、浅漬製造業者の抜き取り検査ではO157は検出されなかった。浅漬は通常の漬物に比べ乳酸発酵の過程がなく、かつ昨今の減塩ブームで食塩濃度も不足していた。さらに施設に業務用として出荷されたものは一般家庭用に比べ、賞味期限も長く設定されていたことが判明した。

私はO157食中毒の重症化要因に関する研究として、老人福祉施設に隣接する病院から情報を得ようとしたが調査は難航した。特に東讃にある病院は個人情報だとして徹底的に抵抗を貫いた。しかしこの状況を救ってくれたのは高松高等学校の先輩だった。斎藤京子先生である。彼女は香川県高松市にある東讃の保健所の所長であった。「先生は、せっかく九州からこの感染症を研究するために来られたのです。あなた方は隠すものなどないはずです。データを開示してください」と病院側を説得してくださったのだ。

最初は、私からのお土産を一切受け取らなかった医師が、徐々に情報を彼女に提供して、彼女は一人でその結果をExcelにまとめ、私にくれた。そこには、入所者検便実施者のうち確定例および疑い例42人の性別、年齢、ADL（日常生活動作）の程度、下痢または血便の発症日、死亡有無や日時、基礎疾患の有無（高血圧、慢性腎不全、心疾患、脳梗塞、血液疾患）、検査データ、脳症を疑わせるけいれんなどの臨床症状が書き留められていた。早速九州大学の公衆衛生学・古

図5　わが国における年齢カテゴリー別HUSの男女比

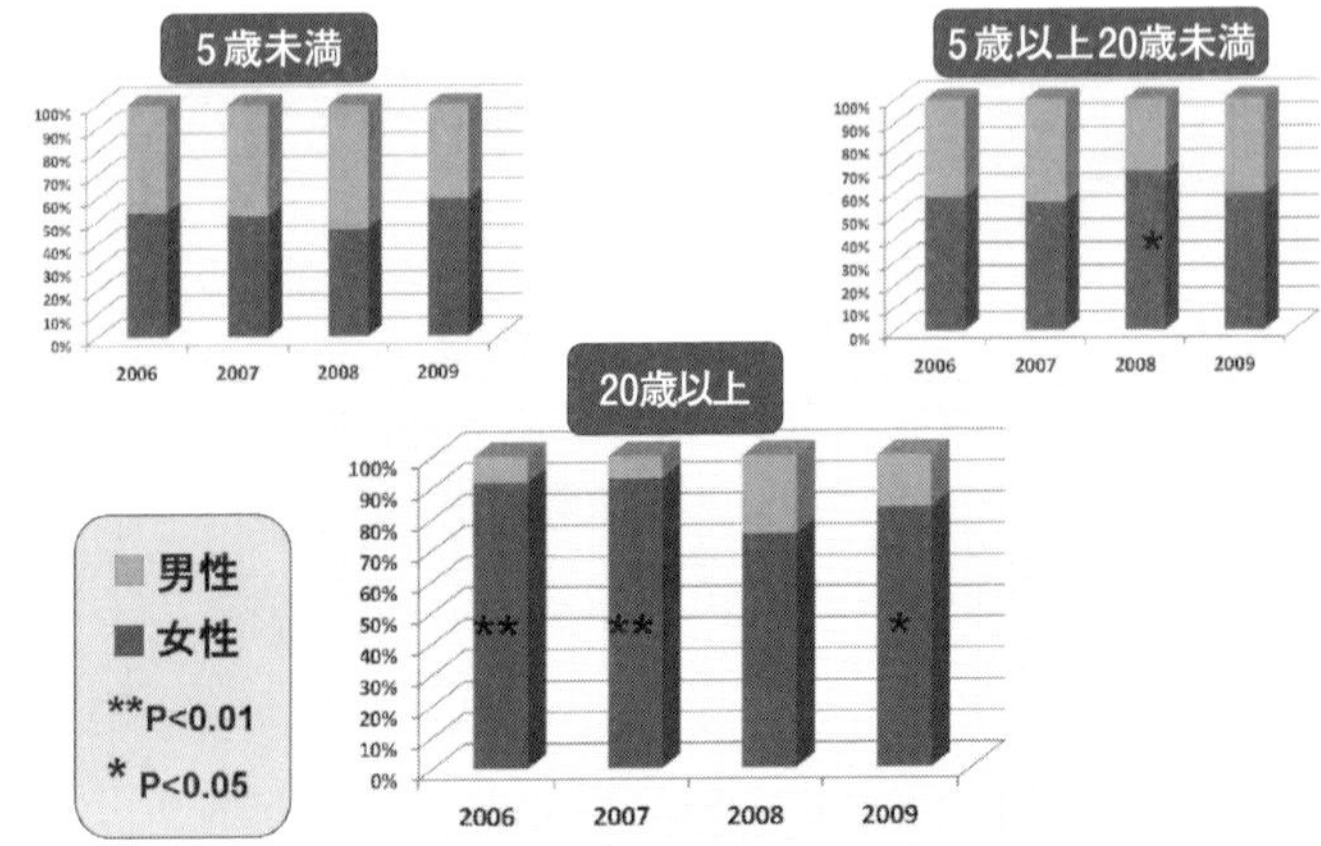

Fujii J et al. Epidemiol Infect. Apr;144(5):952-61 2016

野純典教授にコホートによる解析をしていただいた。

また主治医から、直接情報を得て、死亡した6人のカルテによる急性脳症の臨床症状の有無を確認した。その結果、①死亡に対してはADLが有意な関連を認めた。寝たきりの場合には死亡のオッズ比が約5倍に上昇していた。②血便の有無は重症化に有意に関連した。血便がない人からは死亡例がなかったことからも、このことを窺い知ることができた。便検査でのO157の分離の有無については重症化に関連しなかった。③死亡例は女性のみで男性には1人もいなかったことから、女性であることがリスク要因になっているのではないかと考えられたが、統計的に有意ではなかった。しかし、国立感染症研究所との共同研究で重要なことが判明する。それは、わが国においてO157感染による重症化（溶血性尿毒症症候群：

ＨＵＳ）のリスクは成人女性に圧倒的に多いということであった[12]（もちろん、５歳以上の小児でも女の子が有意にＯ１５７感染の重症化のリスク要因ではあったが、５歳未満の小児では有意差はなかった）。このことを報告した論文は内外含めてまだなかった。

＊　＊　＊

２００８年５月に発行された病原微生物検出情報によると、腸管出血性大腸菌感染症の届け出数は、２００５年３５９４件、２００６年３９２２件、２００７年は４６０６件にも及んでいる。１９９６年大阪堺市の集団食中毒事件以降、ニュースになるような大規模な事件は起こってはいないが、件数は決して少なくない。

そして、次に腸管出血性大腸菌Ｏ１１１が大暴れするのは15年後の２０１１年。その危険性を、私はそれより前から感じていたのである。

【注】

（１）甲斐明美、工藤泰雄（１９９６）腸管出血性大腸菌Ｏ１５７の疫学について。ＩＣＵとＣＣＵ、20（10）８０７－８１５ページ

（２）武田美文（２００４）よみがえる感染症、岩波書店、88ページ

（３）Yasuhara, A., Araki, A., Ochi, A., Kobayashi, Y. (2000). Magnetic resonance imaging of brain lesions of a patient with hemolytic uremic syndrome following *Escherichia coli* O157 infection. Pediatr.Int : 42(3), 302-305.

（４）山上征二等（１９９７）Ｏ１５７溶血性尿毒症症候群（ＨＵＳ）治療記録―インターネットによる医療情報発信―、医薬ジャーナル社、19ページ

（５）Kakoullis, L., Papachristodoulou, E., Chra, P., & Panos, G. (2019). Shiga toxin-induced haemolytic uraemic syndrome and the role of antibiotics: a global overview. J Infect, 79(2), 75-94.

（６）Yoshimura, K., Fujii, J., Taniguchi, H., Yoshida, S. (1999). Chemotherapy for enterohemorrhagic *Escherchia coli* O157 : H infection in a mouse model. FEMS Immunol Med Microbiol. 26(2),101-108.

（７）Amran, MY., Fujii, J., Kolling, GL., Villanueva, SY., Kainuma, M., Kobayashi, H., Kameyama, H., Yoshida, S. (2013). Proposal for effective treatment of Shiga toxin-producing *Escherichia coli* infection in mice. Microb Pathog. 65,57-62.

（８）Centers for Disease Control and Prevention (CDC). (2013). Outbreak of *Escherichia coli* O104:H4 infections associated with sprout consumption-Europe and North America, May-July 2011. MMWR Morb Mortal Wkly Rep, 62(50), 1029-1031.

（９）Michino, H., Araki, K., Minami, S., Takaya, S., Sakai, N., Miyazaki, M.,... Yanagawa, H. (1999). Massive outbreak of *Escherichia coli* O157:H7 infection in schoolchildren in Sakai City, Japan, associated with consumption of white radish sprouts. Am.J.Epidemiol. 150(8), 787-796.

（10）Ritter, L., Solomon, K., Sibley, P., Hall, K., Keen, P., Mattu, G., & Linton, B. (2002). Sources, pathways, and relative risks of contaminants in surface water and groundwater: a perspective prepared for the Walkerton inquiry. J Toxicol Environ Health A : 65(1), 1-142.

（11）Krewski, D., Balbus, J., Butler-Jones, D., Haas, C., Isaac-Renton, J., Roberts, K. J., & Sinclair, M. (2002). Managing health risks from drinking water--a report to the Walkerton inquiry. J Toxicol Environ Health A: 65(21), 1635-1823.

(12) Fujii, J., Mizoue, T., Kita, T., Kishimoto, H., Joh, K., Nakada, Y.,... Kurozawa, Y. (2016). Risk of haemolytic uraemic syndrome caused by shiga-toxin-producing *Escherichia coli* infection in adult women in Japan. Epidemiol Infect : 144(5), 952-961.

第2章
子どもや高齢者に
牛の生肉を食べさせるな！

――ユッケによるO111広域食中毒事件

2011

1 見落とされていた牛生レバー

2011年はわが国にとって大変な年であった。3月11日、宮城県沖を震源とするマグニチュード9・0の大地震が発生、東日本一帯を地震と津波が襲い、東京電力福島第一原子力発電所事故が起こる。牙を剝いた自然の脅威に日本中が震撼とし、原発事故を伝える報道に静まりかえっていた。

同じ年の5月、富山県を中心とした腸管出血性大腸菌O111（一部O157）の広域食中毒事件が起きた。原因食は牛の生食「ユッケ」である。焼き肉店「焼肉酒家えびす」のチェーン店であった富山県の砺波店、高岡駅南店、富山山室店、福井県の福井渕店、石川県の小松店、神奈川県の横浜上白根店を訪れた客が次々に下痢や腹痛を訴えた。4月20日頃からゴールデンウィークを過ぎて5月10日まで患者が報告された。

正式発表では患者総数181人、溶血性尿毒症症候群（HUS）発症者34人、溶血性尿毒症症候群のうち約62％の21人が脳症を引き起こし、5人の死亡者を出した。死亡者の性別は6歳男児２人、14歳男児（中学２年生）、43歳女性（14歳男児の母親）、70歳女性（43歳女性の母親）であった。

実はこの「ユッケ」事件が発生する前から私は問題の萌芽を感じており、新聞や各種講演で注意喚起を呼びかけ、厚労省と折衝を重ねていたのだった。まずはきっかけとなった、インターネットで２００６年腸管出血性大腸菌中毒事件例（速報値）を目にしたことから話をおこしたい。

たまたま目にした「原因施設――焼肉店」

国立感染症研究所は、腸管出血性大腸菌感染者数が急増したときに、腸管出血性大腸菌感染者数、原因食を提供した飲食店の種類や腸管出血性大腸菌に汚染された食材をＩＡＳＲ（病原微生物検出情報）から速報値を報告している。私は２００６年の腸管出血性大腸菌感染の速報値を見ていた。このときのＩＡＳＲは、「飲食店における腸管出血性大腸菌食中毒対策について」と題して、２００７年７月号（Vol.28、１９７－１９８ページ）に掲載した。厚生労働省は医薬食品局食品安全部監視安全課長からも全国の都道府県保健所に食安監発第０５１４００１号を出しており、今でもインターネットで見ることができる。この表を次に示す。

表１　2006年腸管出血性大腸菌中毒事件例（速報値）

	都道府県名等	発生月日	発生場所	原因食品	原因物質	血清型	原因施設	原因施設の詳細	摂食者数	患者数	死者数
1	徳島県	4月1日	徳島県	不明	細菌ー腸管出血性大腸菌（VT産生）	O157	飲食店	焼肉店	204	4	0
2	大阪府	4月7日	大阪府	生レバー	細菌ー腸管出血性大腸菌（VT産生）	O157	家庭		13	6	0
3	大阪府	4月9日	大阪府	焼肉	細菌ー腸管出血性大腸菌（VT産生）	O157	家庭		3	1	0
4	沖縄県	4月18日	国内不明	冷凍ハンバーグ	細菌ー腸管出血性大腸菌（VT産生）	O157	不明		2	1	0
5	さいたま市	6月18日	埼玉県	不明（6月17日に提供された食品）	細菌ー腸管出血性大腸菌（VT産生）	O157	飲食店	焼肉店	55	15	0
6	福岡市	6月22日	国内不明		細菌ー腸管出血性大腸菌（VT産生）	O157	不明		不明	6	0
7	山口県	6月25日	山口県	不明（6月24日〜27日に提供した食事）	細菌ー腸管出血性大腸菌（VT産生）	O157	飲食店	焼肉店	984	55	0
8	東京都	6月27日	東京都	会食料理（焼肉、牛レバ刺し等）	細菌ー腸管出血性大腸菌（VT産生）	O157	飲食店	焼肉店	2	2	0
9	東京都区部	7月16日	東京都	7月11，12日の会食料理	細菌ー腸管出血性大腸菌（VT産生）	O157	飲食店	焼肉店	9	3	0
10	大阪府	7月29日	大阪府	生レバー、ユッケを含む焼肉	細菌ー腸管出血性大腸菌（VT産生）	O157	飲食店	焼肉店	19	8	0
11	金沢市	7月31日	石川県	不明（7月28日に喫食した焼肉店での食品）	細菌ー腸管出血性大腸菌（VT産生）	O157	飲食店	焼肉店	25	7	0
12	東京都	8月11日	東京都	会食料理	細菌ー腸管出血性大腸菌（VT産生）	O157	飲食店	焼肉店	13	4	0
13	東京都区部	8月11日	東京都	不明（会食料理）	細菌ー腸管出血性大腸菌（VT産生）	O157	飲食店	焼肉店	18	8	0
14	北九州市	8月13日	福岡県	レバー刺し	細菌ー腸管出血性大腸菌（VT産生）	O157	飲食店	焼肉店	6	3	0
15	山形県	8月14日	山形県	不明（飲食店の食事）	細菌ー腸管出血性大腸菌（VT産生）	O157	飲食店	焼肉店	不明	6	0
16	北九州市	8月15日	福岡県	不明（焼肉料理）	細菌ー腸管出血性大腸菌（VT産生）	O157	飲食店	焼肉店	4	1	0
17	北九州市	8月18日	福岡県	不明（焼肉料理）	細菌ー腸管出血性大腸菌（VT産生）	O157	飲食店	焼肉店	14	6	0
18	大阪府	8月19日	大阪府	不明（飲食店料理）	細菌ー腸管出血性大腸菌（VT産生）	O157	飲食店	ラーメン店	不明	4	0
19	北九州市	8月20日	福岡県	不明（焼肉料理）	細菌ー腸管出血性大腸菌（VT産生）	O157	飲食店	焼肉店	9	1	0
20	新潟市	8月28日	新潟県	不明（焼肉料理）	細菌ー腸管出血性大腸菌（VT産生）	O26	飲食店	焼肉店	128	13	0
21	横浜市	9月1日	神奈川県	不明（8月27日焼肉料理）	細菌ー腸管出血性大腸菌（VT産生）	O157	飲食店	焼肉店	9	4	0
22	藤沢市	9月25日	神奈川県	不明（当該施設の食事）	細菌ー腸管出血性大腸菌（VT産生）	O157	飲食店	焼肉店	1002	16	0
23	新潟市	10月4日	新潟県	不明（焼肉料理）	細菌ー腸管出血性大腸菌（VT産生）	O157	飲食店	焼肉店	不明	2	0
24	静岡市	10月4日	静岡県	牛レバ刺し	細菌ー腸管出血性大腸菌（VT産生）	O157	販売店		3	3	0

＊ VT産生……ベロ毒素（Verotoxin）産生

この表の右側の欄「原因施設の詳細」の「焼肉店」に黄色のマーカーが塗ってあった。事件が発生した飲食店が焼き肉店であることを示している。細かく見ると原因食品24件中5件が例の牛生レバーであった。

さらに私の目を引いたのはインターネットで報告されている埼玉県の「県政ニュース」（2007年6月27日）で報道された「食肉等の生食・加熱不足を原因とする食中毒の予防対策強化週間の実施結果について」である。これによると実施結果の内容は主に次である。

（1）居酒屋や焼き肉店等の飲食店では、37・4％（176／470軒）の店舗でレバ刺し、ユッケ等の生食メニューを出していました。このうち65・3％（115／176軒）の店舗で、「生食用」表示のないものを原材料として生食メニューを提供していたため、適正な原材料を使用する指導を行いました。

（2）食肉販売等では、36・2％（25／69店）の店舗で生食メニューの販売を行っていました。このうち、16％（4／25店）の店舗で、「生食用」表示のないものを原材料として、「生食用」として食肉を販売していたため、適正な原材料を使用するよう指導を行いました。

たまたま目にしたのだが、これを見て「生食用食肉」とは何ぞやという疑問が湧いてきた。

存在しない「牛の生食用食肉」

危険性は1996年時にすでに疑われていた

大阪堺市の学校給食での世界最大規模のO157食中毒事件のインパクトがあまりにも大きすぎて、他のO157による食中毒散発事例は見落とされがちだが、1996年には学校給食によるO157集団食中毒事件以外に牛の生レバーによる食中毒が発生したことが報告されている。

1996年6月18日に神奈川県三浦市で報告された事例では、9歳男児が牛生レバーを食べ、6月15日～25日の間入院している。9歳男児の便と食事をした店に残されていた牛生レバーからベロ毒素2型単独産生O157が検出された。このほか神奈川県では7月末までにO157の感染者が33人となり、県内に30店舗以上ある大手スーパー「ダイエー」では、生レバーや馬刺しなどの生食用の肉を7月23日から、牛のたたきとローストビーフを7月29日から販売中止にした。

こうして、O157と生食用の牛肉の関連が1996年にすでに疑われていたことは確かである。このことを受けて当時の厚生省は、牛レバー等の生食の危険性について衛食第196号、衛乳第１７５号に通達した。この2年後の１９９８年9月11日に生衛発第１３５８号「生食用食肉等の安全性確保について」という通知を都道府県・政令市、特別区宛てに行った。この通知が２０１１年に大問題になるとは私を含め誰も予想できなかった。その概要を記す。

①　生食用食肉は、糞便系大腸菌群及びサルモネラ属菌が陰性でなければならない。
②　生食用食肉を販売する場合には、「生食用」である旨の表示をする。
③　各都道府県は今回定められた生食用食肉の衛生基準を消費者へ周知して関係営業者への指導等を徹底する。

要するに生食用食肉はスーパーや食肉店において「生食用」とこれから表示するので消費者に伝えなさい、また、食肉処理業者から出荷される生食用食肉は腸管出血性大腸菌を含め下痢原性大腸菌やサルモネラ菌がゼロであり、こうした牛の生食用の食肉を「生食用」としっかり表示して店頭販売しなさい、ということである。

しかし最も問題になったのは、生衛発第１３５８号「生食用食肉等の安全性確保について」は業者に対する努力目標であり、法的拘束力がないことであった。

生食用食肉はＯ１５７等と食中毒菌であるサルモネラ菌が全くないことが前提になっており、

こうした生食用食肉は当時、本当に流通していたのかが疑問として残る。また、「生食用食肉」と表示された牛生レバーやユッケ用の牛刺しはスーパーや食肉店で簡単に手に入るのかという疑問も残る。

衝撃的な厚労省からの返事

こうした疑問を解決するために当時の厚生省に電話をかけるという手段に打って出た。私は、厚生省の技官に生食用食肉の出荷状況について尋ねた。そうするとご丁寧に一通のFAXを送ってきた。これは2008年7月2日食安監発第0702003号で、「と畜・食鳥検査等に関する実績調査の結果について」として報告されたものであった。その技官は有能で、その中で一番知りたかった「4．生食用食肉の取扱状況（2007年度実績）」として、(1) 生食用レバーの加工基準に適合していると畜場及び出荷実績（6カ所と畜場名が記載）、(2) 生食用食肉の出荷実績のあると畜場（10カ所と畜場名が記載）をFAXで送ってくれた。

私がまず驚いたのは、生食用食肉の実績のあると畜場の少なさであった。そして腰を抜かすほど驚いたのは、下の段に小さく書かれていた※マークがしてあった内容である。「※生食用レバーの出荷は馬レバーのみ」とあった。さらに「いずれの施設も、生食用食肉の出荷実績は馬肉のみ」とあった。つまり牛の生食用食肉は、と畜場から出荷されていなかったのである。

図１　牛生レバーの遡り調書（名古屋市の事例）

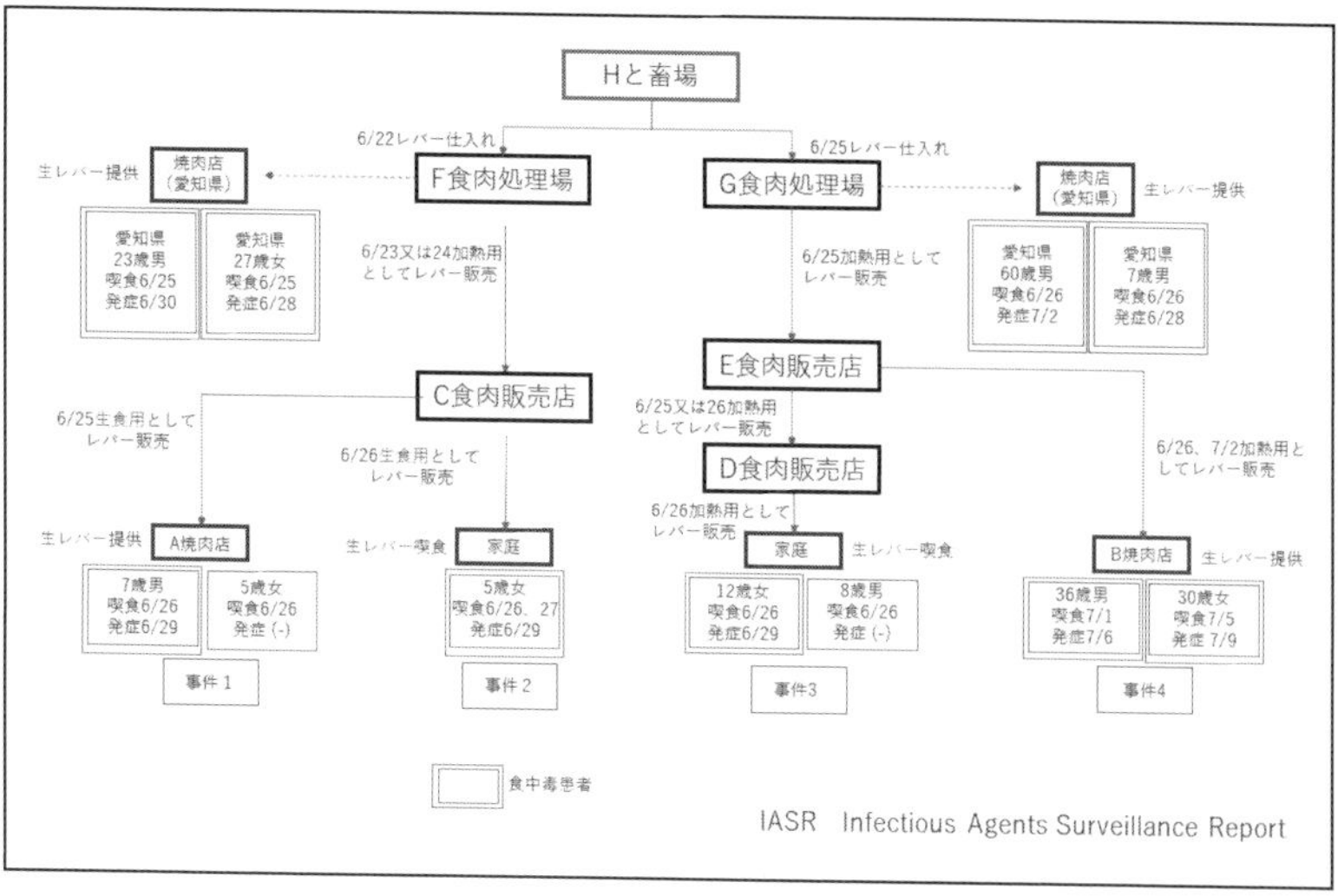

　私はこの事実を確かめるために、２００９年も２００７年、２００８年と同様にＦＡＸを厚労省から受け取った。衝撃だった。牛生レバーやユッケ等の牛の生食用食肉はこの世に存在しなかったからである。

　ＩＡＳＲの２０１１年５月号（Vol.32、p１２９〜１３０）の腸管出血性大腸菌の遺伝子検査（ＰＥＧＥ）により食中毒と断定された「腸管出血性大腸菌Ｏ１５７散発事例―名古屋市」を図１に示す。

　同様に「愛知県名古屋市・岡崎市におけるレバー（推定）を原因とするＯ１５７散発食中毒事件２０１４年９月４日」を次に掲載する（図２）。

　と畜場や食肉流通センターから「加熱用レバー」として販売された牛レバーは、いつの

図２　流通過程で加熱用レバーが生食用レバーとして販売されていた
（名古屋市・岡崎市の事例。2014年9月）

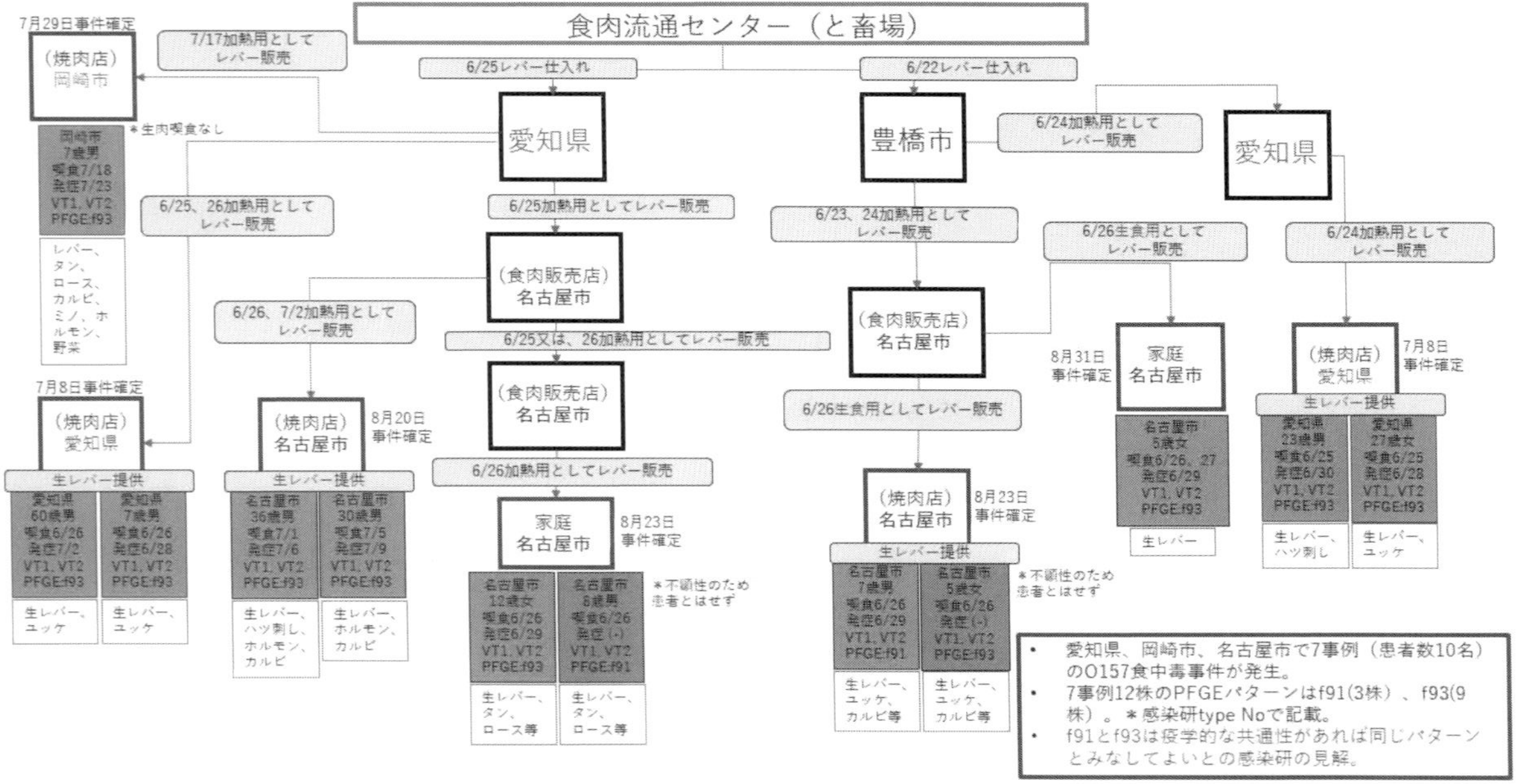

間にか生食用レバーとして、焼き肉店と通常「お肉屋さん」と呼ばれている食肉販売店等から提供されている。

なぜ、こんな大変なことが我が国で起きたのか？　２００７年６月27日の埼玉県の県政ニュースに繰り返し出てくる『「生食用」表示のないものを原材料として、『生食用』として食肉を販売していたため、適正な原材料を使用するよう指導を行いました」は何を意味しているのか？　埼玉県は生食として適正な原材料があると思って指導を行ったのか。いや、あまりにもＯ１５７等の食中毒が多いので、生食用なるものがないことを知って「生食用」として提供されている牛肉やレバーを取り締まったのではないのか――次々と疑問が湧く。

生食に対する当時の認識

「生食用」に対する法的拘束力のないあいまいな規制のため、食肉流通が不透明になっている――私は生食の規制を明確に訴えるため、翌年の２００８年３月７～８日に東京都港区にある共立薬科大学講堂で開催された第12回腸管出血性大腸菌シンポジウム「食品の安全性確保に関する新たな取り組み～特に腸管出血性大腸菌食中毒と制御～」に出席した。

国立感染症研究所、国立医薬品食品衛生研究所、農林水産省、静岡県環境衛生科学研究所を

それぞれ代表する4名のシンポジストがそれぞれ発表を行い、私を含めて出席者との質疑応答があった。「読売新聞」は3月12日朝刊第1面で、「レバ刺しに加熱用」との特集を組んで伝えている。その一部を書き留める。

保健所の食品衛生監視員はメニューに「レバ刺し」を見つけたが、仕入れ伝票には「加熱用」とある。「なぜ加熱用を生で出したのか」とただすと、店長は「生で出すのは仕入れ当日。鮮度はいい」と反論した。

次に私が登場する。

7日に東京で開かれた討論会。「焼き肉店での生肉提供に規制を」と藤井潤・九州大准教授（細菌学）が発言すると、座長の国立感染症研究所副所長は「食習慣が絡み、規制に国民的合意を得るのは難しいのでは」と語った。

焼肉店店主もさることながら座長の発言からも、当時の一般的な認識はこのようなものであったのだ。

グルメ番組が生食を助長

当時はこぞって牛肉の生食を促すグルメ番組をテレビで紹介していた。その例として、かつてお笑い芸人を目指しながら精肉店で働いていた人が、その際に先輩から教えてもらったお肉を一番おいしく食べる方法を紹介するとして、「肉の食べ方＝〝生で食べる〟です。知識を生かして新鮮なものを選んで食べています。焼くと線維を分解して肉が固くなってしまいます。ミノは生で食べたほうが肉の脂のコク、甘み、香り、これが味わえます」と言った。「ここまできたら開いた口が塞がらない！」と医学部の細菌学講義では言い続けている。

２０１０年９月９日のテレビ番組では、生のミスジを紹介し、ゲストの女優に１貫２０００円する生肉の握り寿司を食べさせる放送をした。ゲストの女優はまだ焼き肉のほうがよかったのではと思った。このときに紹介されたミスジは、生でおよそ１００ｇであろうか、牛超吟撰牛刺５０００円、牛吟撰牛刺３８００円、牛極上牛刺２８００円と紹介されている。

当時、私は福岡市に住んでいたのだが、近くにレアで食べられるハンバーグ専門店があった。その看板には、「雑味なし、直球勝負、鹿児島黒毛和牛１００％、レアがお好きな方はお好みにより焼き加減を調節できます」とあった。仙台で家族で焼き肉店に行くと、生の牛タンの寿司があった。仙台は牛タンが有名だが、私は家族には決して生の牛タン寿司を注文しなかった。

中が赤かったハンバーグ——米国にて

２０００〜２００３年に米国のバージニア大学に家族同行で留学していたとき、ある日、野外でハンバーグを炭火で焼いていた店を家族で訪れた。

米国は、１９８２年にＯ１５７の集団食中毒事件を世界で初めて報告した国である。ミシガン州（患者21人）とオレゴン州（患者26人）のハンバーガー店である。その教訓を生かし、子どもにハンバーガーを食べさせるときには、まず最初にハンバーグを手で割って中が赤くなっていたら、すぐに捨てなさいと伝え聞いていた。私には２人の子どもがいるので、ハンバーグを割ってみた。するとやはり赤かった。しかし捨てるのはもったいないので店主にもう一度ハンバーグを焼いてくれとお願いした。彼はすぐに承諾してハンバーグを焼いてくれ、再び私に渡した。もう一度割ってみるとまだ赤かったので再度焼いてほしいと懇願し、再再度ハンバーグの中を見た。それでもまだ赤かったので今度は捨てた。

米国では「マクドナルド」や「キングバーガー」等大手ハンバーガーチェーン店では、必ず中心部の温度が75℃以上になるように1分焼くことが義務づけられている。だから米国に行ってこれらチェーン店でハンバーガーを注文しても安全だった。しかし問題なのは個人で経営しているレストランだという。ハンバーガーのレアが好きであれば、こうした個人経営のレストランで注文できると当時聞いたことがある。

ちなみに日本では２００９年に、世界各国に出店する日本発の大手ステーキチェーン店「ペッパーランチ」と「ステーキのどん」がＯ１５７の集団感染を起こしたことがある。この創業者は現在「いきなり！ステーキ」というステーキチェーン店を日本全国に展開している。創業者が変えたことは１つだけ、ステーキを客に焼かせていたのを従業員が焼くようにしたことだ。一転びして２０１３年に復活した創業者にはエールを送りたい。

高度な調理技術の落とし穴

埼玉県の大手チェーンレストラン「すかいらーく」の食肉処理工場では、肉を柔らかくするために、針状の刃を刺して、原形を保ったまま硬い筋や線維を短く切断する処理（テンダライズ処理）や調味液を機械的に浸透させる処理（タンブリング処理）をしてサイコロステーキや牛たたきを生産していた。この処理により肉は柔らかくなるが、表面に付着していたＯ１５７が内部にまで押し込まれることになる。

レストランの調理場で、このサイコロステーキや牛たたきの中心部まで十分に加熱していなかったため、２００１年２～３月Ｏ１５７の集団感染が起きてしまい、滋賀、富山、奈良の３県の広域的・散発的な集団食中毒事件となった。

Ｏ１５７はあくまでも牛肉の表面に付着している。だから表面さえ焼けばレアでもＯ１５７

感染は起きない。私は先進国ならではの感染事例として医学部生に講義している。

２０１０年2月に私は衝撃的な黒船の来航を民放のグルメ番組で知ることとなった。この番組は東京でレアの肉のハンバーガーを売りにしている店を紹介した。店の名前は「TEDDY'S Bigger Burgers（テディーズ・ビガー・バーガーズ）」であり２００９年10月1日に日本1号店が原宿にオープンしたという。この店はレア、ミディアムレア、ミディアム、ミディアムウェル、ウェルダンの5段階の加熱形態を客の注文に応じて提供しているという。ハワイではレストラン・ランキングのバーガー部門を２００４年から6年連続で受賞したという鳴り物入りで日本に出店した。

私はこの情報をすぐさま東京の保健所の知人に伝えた。保健所の対応は素早かった。2月18日、渋谷駅近くの保健所は、このレアが売り物の店を調査した。調査の結果、確かにレア、ミディアムレア、ミディアム、ミディアムウェル、ウェルダンの5段階の加熱形態を客の求めに応じて調理提供していた。この店はハワイのチェーン店で、ハワイでは３７０℃のグリルで裏表合計5分間加熱していると説明した。使用している肉はアメリカ産の輸入肉で、店にはミンチの状態で搬入され、店内で成型し、ハンバーガーとして提供していた。保健所は食中毒予防のため、加熱が十分にされているか実際に検証し、マニュアルを作成するよう指導した。

2　牛生食の危険性を伝えたい！

新聞投稿がきっかけに

生レバーによる食中毒をこの世からなくすためにどうすればよいのか。まず、この危険性を広く伝えるために、「朝日新聞」「私の視点」に投稿。「食の安全　牛レバーの生食、危険伝えよ」が２００８年８月22日に掲載された（図３）。

最初のくだり「牛の生レバーやユッケなどを食べて、Ｏ１５７など腸管出血性大腸菌に感染する人が目立つ。きわめて危険で死亡することもあるのに、飲食店では幼児や児童、老人までもが平気で生肉を口にしている。これは、私のように細菌学を専門とする立場からは自殺行為に映る」は人の目を一気に引き寄せる力があると思う。

当時の「朝日新聞」では、北京オリンピックで女子ソフトボールが悲願の金メダルを獲得し、3連投した上野由岐子投手がうれしそうにグーを突き出す様子が1面を飾っていた。ある読者

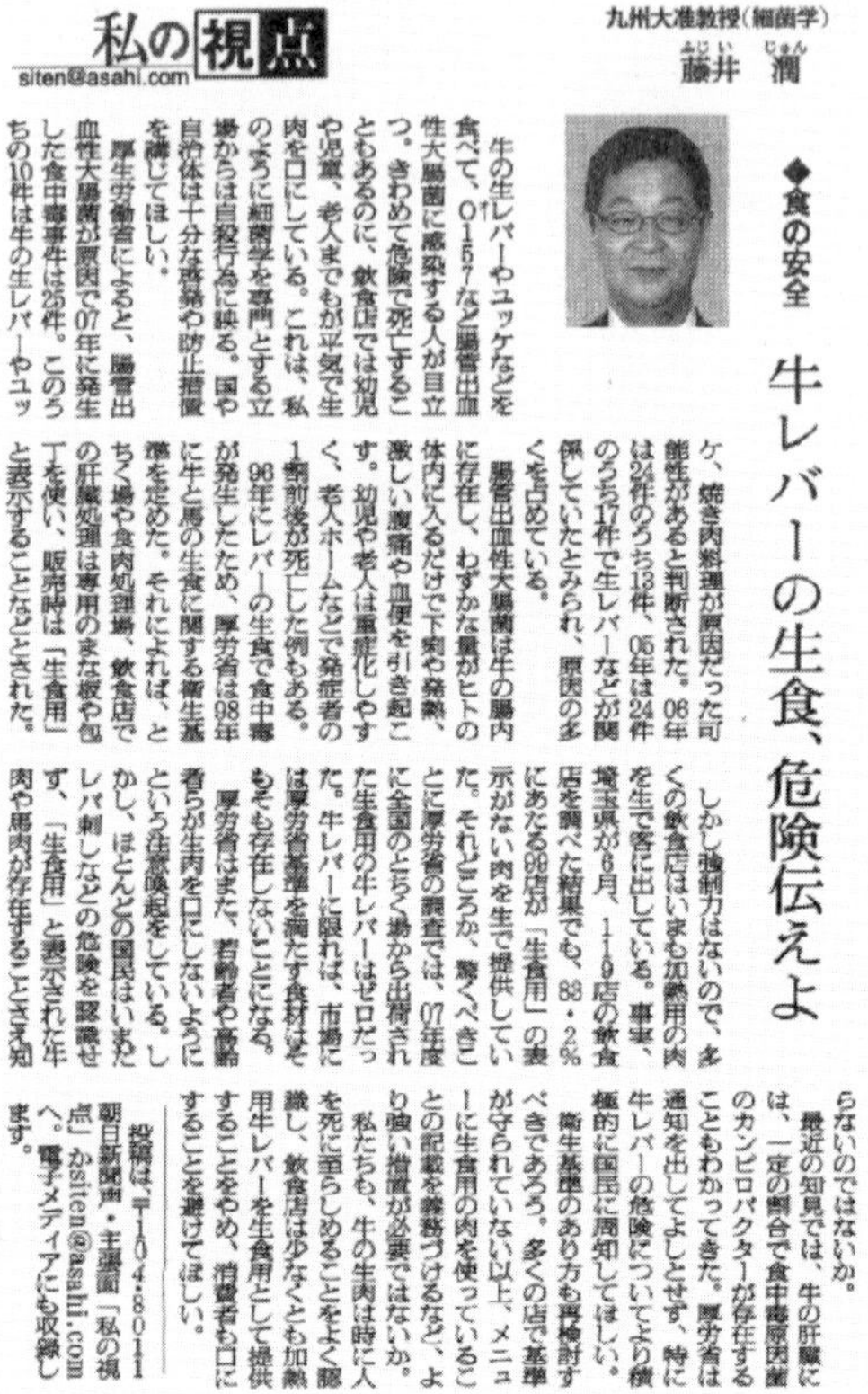

私の視点
siten@asahi.com

九州大准教授（細菌学）
藤井《ふじい》　潤《じゅん》

◆食の安全

牛レバーの生食、危険伝えよ

牛の生レバーやユッケなどを食べて、O157など腸管出血性大腸菌に感染する人が目立つ。きわめて危険で死亡することもあるのに、飲食店では幼児や児童、老人までもが平気で生肉を口にしている。これは、私のように細菌学を専門とする立場からは自殺行為に映る。国や自治体は十分な啓発や防止措置を講じてほしい。

厚生労働省によると、腸管出血性大腸菌が原因で07年に発生した食中毒事件は25件。このうちの10件は牛の生レバーやユッケ、焼き肉料理が原因だった可能性があると判断された。06年は24件のうち13件、05年は24件のうち17件で生レバーなどが関係していたとみられ、原因の多くを占めている。

腸管出血性大腸菌は牛の腸内に存在し、わずかな量がヒトの体内に入るだけで下痢や発熱、激しい腹痛や血便を引き起こす。幼児や老人は重症化しやすく、老人ホームなどで発症者の1割前後が死亡した例もある。

98年にレバーの生食で食中毒が発生したため、厚労省は98年に牛と馬の生食に関する衛生基準を定めた。それによれば、とちく場や食肉処理場、飲食店での肝臓処理は専用のまな板や包丁を使い、販売時は「生食用」と表示することなどとされた。

しかし強制力はないので、多くの飲食店はいまも加熱用の肉を生で客に出している。事実、埼玉県が6月、119店の飲食店を調べた結果でも、88・2%にあたる98店が「生食用」の表示がない肉を生で提供していた。それどころか、驚くべきことに厚労省の調査では、07年度に全国のとちく場から出荷された生食用の牛レバーはゼロだった。牛レバーに限れば、市場には厚労省基準を満たす食材はそもそも存在しないことになる。

厚労省はまた、若齢者や高齢者らが生肉を口にしないようにという注意喚起をしている。しかし、ほとんどの国民はいまだレバ刺しなどの危険を認識せず、「生食用」と表示された牛肉や馬肉が存在することさえ知らないのではないか。

最近の知見では、牛の肝臓には、一定の割合で食中毒原因菌のカンピロバクターが存在することもわかってきた。厚労省は通知を出してよしとせず、特に牛レバーの危険について、より積極的に国民に周知してほしい。

衛生基準のあり方も再検討すべきであろう。多くの店で基準が守られていない以上、メニューに生食用の肉を使っていることの記載を義務づけるなど、より強い措置が必要ではないか。

私たちも、牛の生肉は時に人を死に至らしめることをよく認識し、飲食店は少なくとも加熱用牛レバーを生食用として提供することをやめ、消費者も口にすることを避けてほしい。

投稿は、〒104・8011 朝日新聞声・主張面「私の視点」か siten@asahi.com へ。電子メディアにも収録します。

図3　「朝日新聞」「私の視点」に掲載された「食の安全　牛レバーの生食，危険伝えよ」（2008年8月22日付）

からは日本中がオリンピックで歓喜に包まれた当時、よく食中毒という暗いが大切なことを伝えてくれたとお褒めに与かった。

でもやはり、この記事を全国に知らしめたのは、漫画『美味しんぼ』の作者である雁屋哲氏である。8月22日の掲載を受け、すぐに8月26日、自身のホームページに「レバ刺しは危険だそうです」と題して「美味しんぼの中でも、レバーの刺身を推奨するような話を書いたんじゃないかしら。困った、困った。こんなこととは知らなかったからなあ。だが、事実を知れば改めるのに遅すぎることもないし、恥じることもない。これからは、漫画や、随筆の中で、レバーの刺身を推奨するのは止めにしよう」と記載してくださったのである。この場をお借りして感謝申し上げる。

『美味しんぼ』は１９８９年に初版が出されており、２０００年の第33刷の当時では大ヒットした漫画である。私は、第18巻の「生肉勝負!!」を早速、Kindle版で読んでみた。牛生レバーやユッケも登場している。興味深いことにユッケは朝鮮料理だと紹介している。また牛生レバーに対しては主人公が「私が、レバーだけは使うなと言ったのに！」「ドス黒かったり白っぽかったりするレバーは毒の固まりだが……」と最初は否定している。さすが美食家としての勘が働いているなあと感心した。

全国初・岡崎市のリスク表示の取り組み

「朝日新聞」「私の視点」欄で「食の安全　牛レバーの生食、危険伝えよ」（２００８年８月22日）を発表してまもなく、愛知県の岡崎市保健所からこの記事の内容についての講演の依頼が

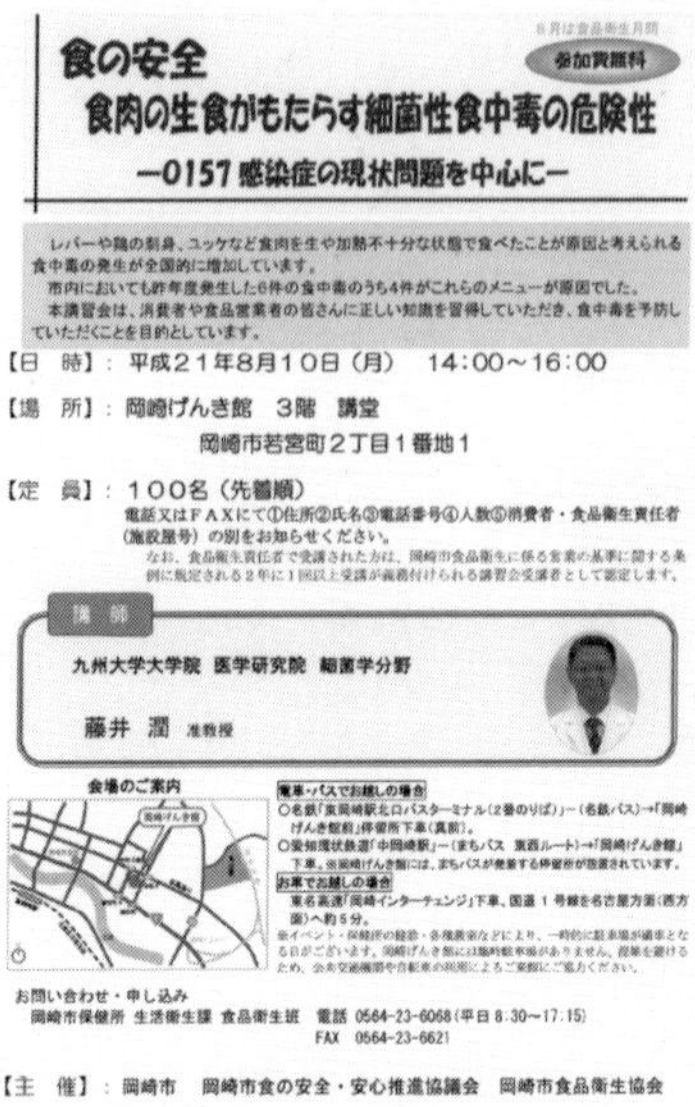
8月は食品衛生月間
参加費無料
食の安全
食肉の生食がもたらす細菌性食中毒の危険性
—O157感染症の現状問題を中心に—

レバーや鶏の刺身、ユッケなど食肉を生や加熱不十分な状態で食べたことが原因と考えられる食中毒の発生が全国的に増加しています。
市内においても昨年度発生した6件の食中毒のうち4件がこれらのメニューが原因でした。
本講習会は、消費者や食品営業者の皆さんに正しい知識を習得していただき、食中毒を予防していただくことを目的としています。

【日　時】：平成21年8月10日（月）　14:00～16:00
【場　所】：岡崎げんき館　3階　講堂
岡崎市若宮町2丁目1番地1
【定　員】：100名（先着順）
電話又はFAXにて①住所②氏名③電話番号④人数⑤消費者・食品衛生責任者（施設屋号）の別をお知らせください。
なお、食品衛生責任者で受講された方は、岡崎市食品衛生に係る営業の基準に関する条例に規定される2年に1回以上受講が義務付けられる講習会受講者として認定します。

講師
九州大学大学院　医学研究院　細菌学分野
藤井　潤　准教授

会場のご案内
電車・バスでお越しの場合
お車でお越しの場合

お問い合わせ・申し込み
岡崎市保健所　生活衛生課　食品衛生班　電話 0564-23-6068（平日 8:30～17:15）
FAX 0564-23-6621

【主　催】：岡崎市　岡崎市食の安全・安心推進協議会　岡崎市食品衛生協会

図４　2009年岡崎市保健所で行った講演会のチラシ

あった。私は快諾して翌年の２００９年８月10日、岡崎市保健所にて、「食の安全　食肉の生食がもたらす細菌性食中毒の危険性　Ｏ１５７感染症の現状問題を中心に」という演題で、主に飲食店経営者に対して講演を行った（図４）。

講演の要旨は、特に夏場には、食肉（牛・豚・鶏）の「刺身」、「たたき」、「ユッケ」、「湯引き」など、生もしくは十分に加熱していない料理メニューを「提供しない、注文しない、食べない」という従来の食中毒衛生月間の目標に則したもので、それに加えて私のそれまでの持論を初めて公表した。その内容を以下に示す。

――我が国では牛の生食を自己責任の範囲としてとらえる人が多い。しかしリスクを認識して自己責任において食べることと、リスクを知らさずに小児や高齢者にまで積極的に肉の生食をすすめることとは問題点が大きく異なると考える。米国においては１９９６年にパスツリゼーション（加熱による滅菌）を行っていなかった生のリンゴジュースによってＯ１５７感染症の発生が相次ぎ、２人の女児が死亡した。こうした緊急事態に際し、生リンゴジュースを提供する場合、WARNING（警告）; This product has not been pasteurized and, therefore, may contain harmful bacteria that can cause serious illness in children, the elderly and person with weakened immune systems.（この産物はパスツリゼーションがなされていないので、有害な細菌を含む可能性があり、子どもや高齢者、免疫の低下した人にとっては重大な疾患を起こしうる）と表示することがＦＤＡ（米国食品医薬品局）によって2年後の１９９８年に義務化された。我が国でも、タバコの箱に肺がんや虚血性心疾患のリスク表示を行うことが通例となっているように、今、危険なユッケや牛レバーを提供する際にも、子どもや高齢者には溶血性尿毒症症候群（ＨＵＳ）や急性脳症によって死亡する場合があることをメニューに表示するべきだ。――

この私の持論を受けた岡崎市の動きは素早かった。

２００９年8月10日に行われた講演のすぐ後の9月18日に岡崎市議会の決算特別委員会において、当時の岡崎市保健所長が「例えば、ユッケや牛刺し、鶏刺しを食べることは、食文化的な風土があるとはいえ、食べる人の自己責任として片づけられる問題ではございません。その食中毒リスクについては、保健所として、正しい知識の提供と普及に努めて参りたいと考えております。例えば、飲食店におけるメニュー表に『このメニューは、加熱していないため、食中毒を起こす細菌を含む可能性があります。子ども、高齢者、免疫力が低下している方は特に注意してください』などのリスク表示を普及させたいと考えています。法律で何らかの規制を設けることは、本市としてもその必要性を感じており、厚生労働省へ要望しているところであります」と述べた。

この力強い答弁が大きなきっかけとなり、2010年2月5日に開催された全国食品衛生主管課長連絡協議会（2009年度第3回ブロック幹事会）でもリスク表示が検討された。

さらに同2010年6月16日、全食衛生課長発第11号において全国食品衛生主管課長連絡協議会長から厚労省医薬食品局宛てに「2011年度　食品衛生行政の施策及び予算に関する要望書について」が提出された。ここには、「テレビ番組が消費者に与える影響は大きく、安易に牛レバーや鶏肉等の食肉の生食を取り上げることにより、そのリスクに関して誤った認識を与えるおそれがある。しかし、国民の生肉の好みを助長するテレビ番組は相次いでいる。マスメディアの番組内容は国民に対して与える影響が大きいため、マスメディア関係者に対しても、正しい情報を十分に周知するようお願いする」、「1食中毒防止対策について　(1) 国民に対して牛レバーや鶏肉等の生食のリスクについて啓発し、正しい情報を積極的に提供することをお願いする」と記載された。別表の各自治体から寄せられた消費者庁に対する個別の要望として、

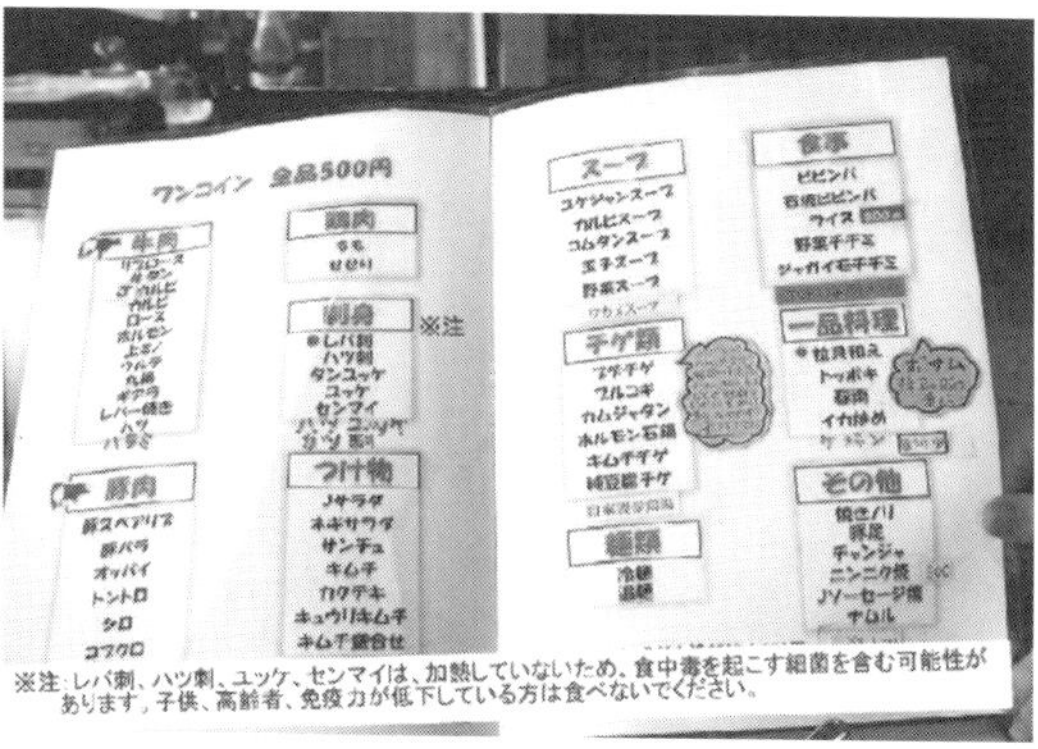

生食のリスク表示（イメージ）

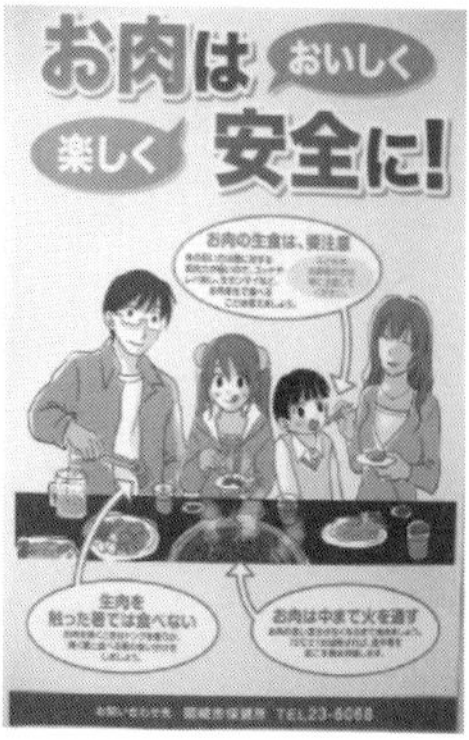
お肉は
おいしく
楽しく
安全に！
お肉の生食は、要注意
生肉を触った箸では食べない
お肉は中まで火を通す

店内のポスター

図５　岡崎市が行った日本初のリスク表示

岡崎市、大阪府、京都市、四日市市、四国ブロックは、「国民に対して食肉の生食のリスクについて啓発し、正しい情報を積極的に提供することをお願いする」とした。

話は元に戻るが、岡崎市がリスク表示を実際に行ったのは２０１０年４月からである。「レバ刺、ハツ刺、ユッケ、センマイは、加熱していないため、食中毒を起こす細菌を含む可能性があります。子供、高齢者、免疫力が低下している方は食べないでください」とメニューに表示することや店内にポスターを貼らせる行政指導を２００９年度から開始していた（図５）。

これは、日本初の主要食品の「リスク表示」であった。このようなリスク表示がある食べ物はアルコール類以外、私は知らない。

また、２００９年９月、東京都健康安全研究センターは、20歳以上の都民1000人を対象にインターネットで肉の生食について調査し、その結果、3カ月以内に鶏わさやレバ刺し等を生食で摂取した人は40％であり、そのうち20歳代が53％、30歳代が47％と、肉の生食は圧倒的に若い世代が多いことがわかった。

これを受け子どもの頃から生肉の危険性を教育されていないのではないかとしている。このため、東京都の18カ所にある映画館で若者向けの啓発コマーシャルを放映し始めた。

こうした地道な活動が、2011年4～5月に起きた焼き肉チェーン店での腸管出血性大腸菌O111の集団食中毒事件で注目され実を結ぶことになる。

消費者庁が「リスク表示」を法的に義務づけるため、国民に広く、「リスク表示」に対する意見をパブリックコメントとして求めた。そして7月6日、飲食店で食肉を生食用として出す場合、「生食は食中毒に対するリスクがあります」と注意喚起する文言をメニューブックや店内に表示するよう義務づける素案をまとめ、同日、内閣府消費者委員会の食品表示部会でこれを提示した。こうして同年10月1日から消費者庁が食品衛生法第19条第1項を改正することで、法的な罰則つきでリスク表示が義務づけられた。リスク表示をしなかった場合には食品衛生法第11条第2項違反となり、同第54条、第55条に基づき、2年以下の懲役又は200万円以下の罰金等の処分を受ける。

3　厚生省（現厚生労働省）の迷走、ユッケによる広域食中毒事件が発生

問題となった厚生省の通知

１９９８年９月11日、厚生省が出した生衛発第１３５８号「生食用食肉等の安全性確保について」はあくまで業者の努力目標であり、法的拘束力のないことが問題であることは先に述べたが、２０１１年５月、厚労省が出した通知に騒動が巻き起こる。この通知は今でもネットで見ることができるのでその抜粋を記載する。またそれに付随して、とんでもない「生食用食肉の衛生基準Ｑ＆Ａ」を発表し、各自治体が解釈を変えたとして反発が相次いだ。それを示す。

食安監発第０５１４００１号　平成19年５月14日

各「都道府県・保健所設置市・特別区」衛生主管部（局）長殿

厚生労働省医薬食品局食品安全部監視安全課長

飲食店における腸管出血性大腸菌食中毒対策について

平成18年に発生した腸管出血性大腸菌による食中毒事例（速報値：事件数24件、患者数179名）は、飲食店、特に焼肉店が原因施設となった事例が18件（75％）、患者数158名（88％）発生しており、原因食品の多くが牛肉及び牛レバーの料理（焼肉、ユッケ、レバー刺し等）であった。

ついては、食中毒が増加する夏期を控え、腸管出血性大腸菌食中毒の未然防止の観点から、下記の点に留意し、関係者を指導されるよう特段の対応をお願いする。（略）

記

1 と畜場における衛生管理（略）

2 食肉処理施設及び食肉販売店における衛生管理

（1）食肉のトリミングや細切りの際には、手指や使用する器具等を汚染の都度又は作業終了後に十分に洗浄消毒すること。また、処理工程における食肉の温度管理に努めること。

（2）食肉販売店にあっては、加熱調理用の食肉等を生食用として販売しないこと。

3 飲食店（特に焼肉店）における衛生管理（略）

【生食用食肉の衛生基準Ｑ＆Ａ】

1．Ｑ　これまでと畜場から、生食用の出荷がないことから生食禁止の指導をしてきたが、販売店、飲食店等でトリミングすれば、販売しても差し支えないのか。

Ａ　衛生基準通知を遵守すれば差し支えない。

2．Ｑ　平成19（２００７）年通知では、飲食店における衛生管理として、「ユッケ等の生食用の食肉は、平成10（１９９８）年9月11日付け生衛発第１３５８号に示す生食用食肉の衛生基準に適合するものを仕入れ提供すること」とあり、今回の解釈と異なるのではないか。

Ａ　本通知は細切りしたものを仕入れ、そのまま提供する場合の留意事項であり、飲食店で衛生基準通知を遵守し、適切にトリミング等の処理が行われれば問題ないものと考える。

（参考：平成19〔２００７〕年通知 http://www.mhlw.go.jp/topics/syokuchu/kanren/kanshi/070514-1.html）

大問題になったのは、傍線箇所である。

厚労省は5月5日に記者会見を開き、問題の一節について次のような見解を示した。

現行の生食用食肉の衛生基準（1998年生衛発第1358号「生食用食肉等の安全性確保について」）の対象は、食肉処理場（と畜場）だけではなく、加工業者、飲食店にも適用されている。食肉処理場と畜場から出荷される肉は、通常「枝肉」と呼ばれる状態なので、「生食用の枝肉」は流通していないと言える。その枝肉を食肉加工業者や飲食店が、衛生基準を守って処理すれば、生食用として提供しても基準違反にはなりません。例えば焼き肉店が衛生基準に沿ってトリミングなどの処理をすれば、生食として提供しても問題ありません。

「焼き肉店が衛生基準に沿ってトリミングなどの処理をすれば、生食として提供しても問題ありません」――これは従来の生食用食肉の解釈を明らかに変えている。

生食用食肉はまず、病原細菌が全くないことが条件だ。そのために枝肉をトリミングするための包丁やまな板等を加熱用食肉と別にする必要がある。当時は、それはコストが高すぎてできない。よって、生食用食肉を出荷する場合には清潔な食肉処理場から生食用食肉として出荷されなければならないはずである。

我が国には、その模範となる馬刺しという食文化がある。馬刺しを出荷する食肉処理場はビックリするほどクリーンな環境で馬肉が枝肉としてさばかれ厳密に密封されている。（馬刺しでは一度Ｏ１５７が出た食肉処理場があるが、そこは牛の食肉処理場と隣接していた。それ以外、大きな問題は知らない。）

私が思うに厚労省は5月5日の記者会見の後、各自治体から生食用食肉の衛生基準の解釈を変えた・変えないですったもんだしていた。

そこに、富山県を中心とした腸管出血性大腸菌Ｏ１１１（一部Ｏ１５７）の広域食中毒事件が起きたのである。

富山県を中心にユッケによるＯ１１１の集団感染が発生

厚労省が生食用食肉の解釈を変えようとしたまさにそのとき、２０１１年5月のゴールデンウィークに富山県を中心とした腸管出血性大腸菌Ｏ１１１（一部Ｏ１５７）の広域食中毒事件が起きた。原因食は言わずと知れた牛の生食「ユッケ」である。焼肉店が素性の全くわからない経産牛のモモ肉をトリミングなしにユッケとして出していた。経産牛とは仔牛を産んだ母牛で、仔牛をたくさん産むほど肉等級は下がる。レストランや精肉店で牛肉の個体識別番号を表示する義務があるのに、それもはっきりしない牛肉が、トリミングもせず、通常では考えられない価格でユッケとして客に提供され、社会問題となったのである。

図6　2011年5月，富山県を中心に広域食中毒事件発生

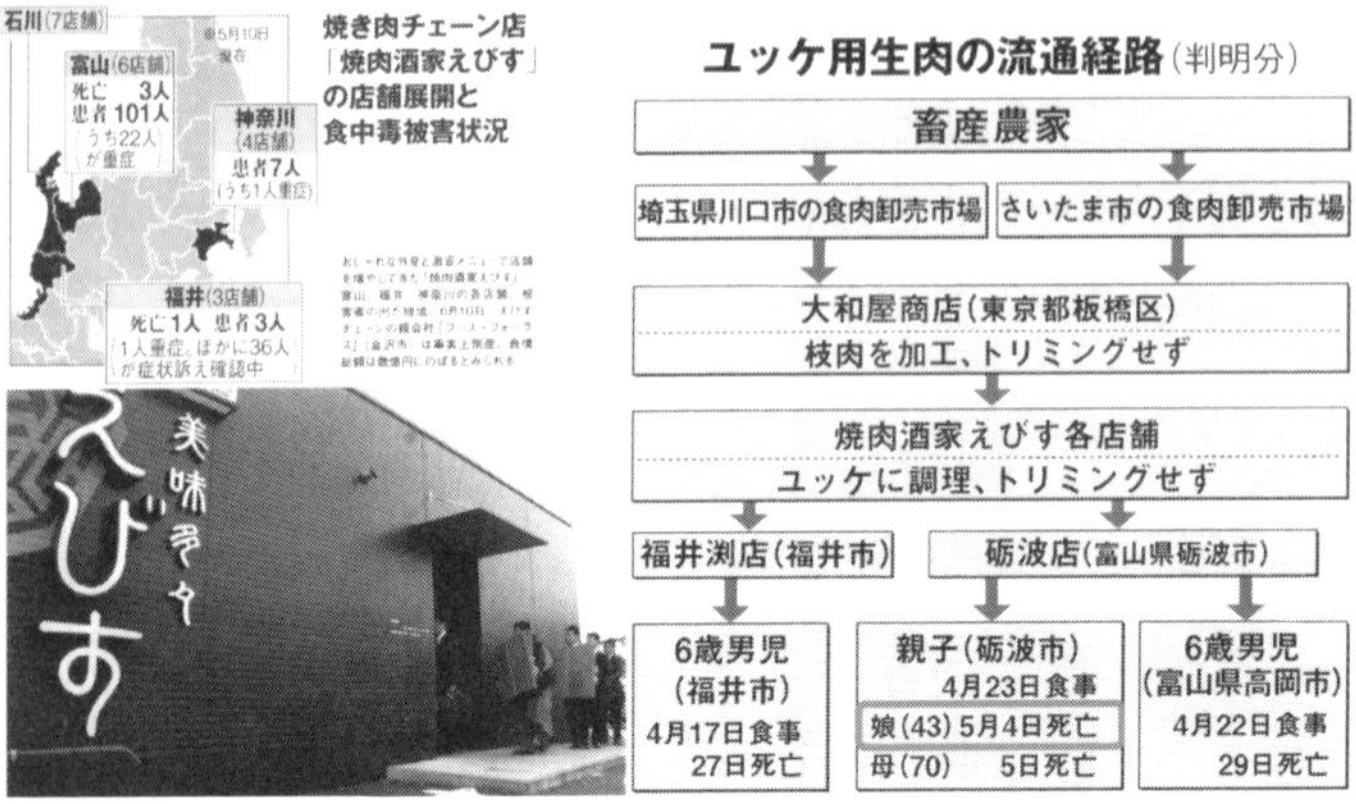

焼き肉店「焼肉酒家えびす」のチェーン店であった富山県の砺波店、高岡駅南店、富山山室店、福井県の福井渕店、石川県の小松店、神奈川県の横浜上白根店を訪れた客が次々に下痢や腹痛を訴えた。

4月20日頃からゴールデンウィークを過ぎて5月10日まで患者が報告されている。当時は、東日本大震災直後の混乱の中にあった。焼き肉チェーン店は福島県の原発事故で汚染された食肉処理場から安く買い取ったのではないかなど憶測が憶測を呼んだ。

こうして富山県を中心とした腸管出血性大腸菌O111（O157を一部含む）の広域食中毒事件が起きた。正式発表では患者総数181人、溶血性尿毒症症候群（HUS）発症者34人、HUSのうち約62％の21人が脳症を引き起こし、5人の死亡者を出した。死亡者の性別は6歳男児2人、14歳男児（中学2年生）、43歳女性（14歳男児の母親）、70歳女性（43歳女性の母親）であった。

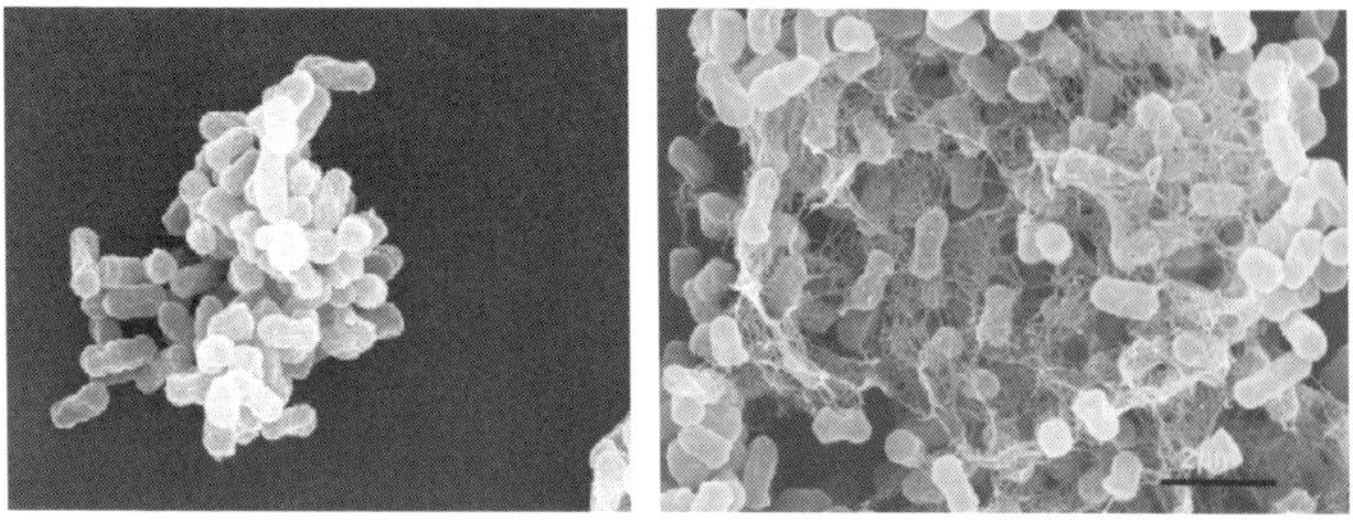

鞭毛がほとんどない　　　　　　　　鞭毛がたくさんある

図７　腸管出血性大腸菌O111の走査型電子顕微鏡写真
（産業医科大学医学部微生物学教室准教授・小川みどり先生提供）

14歳男児の経過は、２０１６年10月19日日本テレビ『ザ！世界仰天ニュース』で放映された。私はこれを録画しており、忘れまいと時々見ている。この事件についての情報はネットで山ほど見ることができる。

２０１１年のユッケによる集団食中毒事件において患者の下痢から分離された腸管出血性大腸菌Ｏ１１１は37℃の培養では鞭毛が生えず、よく知られた菌であるにもかかわらず、つい最近までネット上では鞭毛のない菌の写真しかなかった。そこで私たちは30℃で培養し、腸管出血性大腸菌Ｏ１１１の鞭毛がある電顕写真を写すことを試み、成功した（図７）。

私は、常々医学生にＯ１５７について講義するときに集団食中毒の背景を考えるよう指導している。では、このＯ１１１による集団食中毒の背景とは何か。たった２８０円（40ｇ）ほどの和牛ユッケを１週間という短い間に１０００人以上もの人が口にした。ある意味クレージーである。焼き肉店のチェーン店は毎日多くの人の行列ができるほど人気が

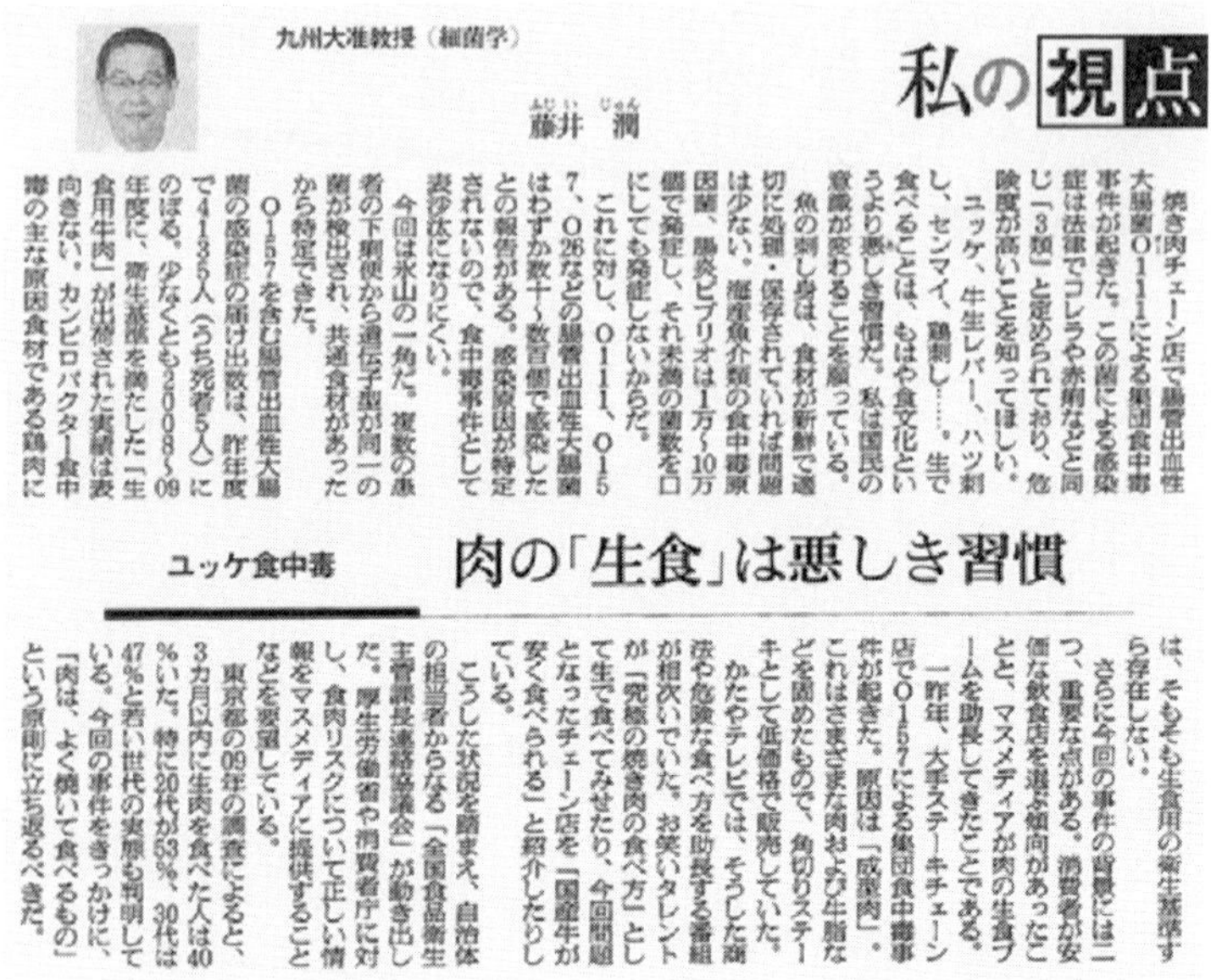
九州大准教授（細菌学）

藤井《ふじい》　潤《じゅん》

私の視点

ユッケ食中毒　肉の「生食」は悪しき習慣

焼き肉チェーン店で腸管出血性大腸菌O111による集団食中毒事件が起きた。この菌による感染症は法律でコレラや赤痢などと同じ「3類」と定められており、危険度が高いことを知ってほしい。

ユッケ、牛生レバー、ハツ刺し、センマイ、鶏刺し……。生で食べることは、もはや食文化というより悪しき習慣だ。私は国民の意識が変わることを願っている。

魚の刺し身は、食材が新鮮で適切に処理・保存されていれば問題は少ない。海産魚介類の食中毒原因菌、腸炎ビブリオは1万～10万個で発症し、それ未満の菌数を口にしても発症しないからだ。

これに対し、O111、O157、O26などの腸管出血性大腸菌はわずか数十～数百個で感染したとの報告がある。感染原因が特定されないので、食中毒事件として表沙汰になりにくい。

今回は氷山の一角だ。複数の患者の下痢便から遺伝子型が同一の菌が検出され、共通食材があったから特定できた。

O157を含む腸管出血性大腸菌の感染症の届け出数は、昨年度で4135人（うち死者5人）にのぼる。少なくとも2008～09年度に、衛生基準を満たした「生食用牛肉」が出荷された実績は表向きない。カンピロバクター食中毒の主な原因食材である鶏肉には、そもそも生食用の衛生基準すら存在しない。

さらに今回の事件の背景には二つ、重要な点がある。消費者が安価な飲食店を選ぶ傾向があったことと、マスメディアが肉の生食ブームを助長してきたことである。

一昨年、大手ステーキチェーン店でO157による集団食中毒事件が起きた。原因は「成型肉」。これはさまざまな肉および牛脂などを固めたもので、角切りステーキとして低価格で販売していた。

かたやテレビでは、そうした商法や危険な食べ方を助長する番組が相次いでいた。お笑いタレントが「究極の焼き肉の食べ方」として生で食べてみせたり、今回問題となったチェーン店を「国産牛が安く食べられる」と紹介したりしている。

こうした状況を踏まえ、自治体の担当者からなる「全国食品衛生主管課長連絡協議会」が動き出した。厚生労働省や消費者庁に対し、食肉リスクについて正しい情報をマスメディアに提供することなどを要望している。

東京都の09年の調査によると、3カ月以内に生肉を食べた人は40％いた。特に20代が53％、30代は47％と若い世代の実態も判明している。今回の事件をきっかけに、「肉は、よく焼いて食べるもの」という原則に立ち返るべきだ。

図8　「朝日新聞」「私の視点」に掲載（2011年6月3日付）

あったという。震災の不安の中でデフレが一気に進み激安店が人気となっていったことは事実であろう。

「焼肉酒家えびす」のチェーン店の提供したユッケによって起きたO111の広域集団食中毒事件の直後、「私の視点」欄にタイトル「ユッケ食中毒　肉の『生食』は悪しき習慣」が掲載された（図8）。

私が2008年に「食の安全　牛レバーの生食、危険伝えよ」を投稿してから3年が過ぎようとしていた。その間政府は、1998年に制定した生衛発第1358号「生食用食肉等の安全性確保について」という法的根拠のないガイドラインを約20年間使い続け、

Ｏ１１１の広域食中毒事件の最中にもかかわらず解釈を変えてまで生食用の食肉の販売を続けたようとした。この事件によって、厚労省は科学的に厳格な生食用食肉の規格基準を設け罰則つきにせざるを得なくなったと考えている。

腸管出血性大腸菌に関連する法規制

その後の法規制の改正を含め、まとめておく。

１９９７年の食品衛生法施行規則の改正により、腸管出血性大腸菌感染の原因として考えられた場合には、食中毒としての届け出が義務づけられている。

また２００６年の改正感染症法において、病原体を１～４種類に分類し、生物兵器として病原微生物の所持・製造・輸入がきびしく制限されるようになった。この改正感染症法によって腸管出血性大腸菌やベロ毒素は４種病原体として分類され、適正に保管することが求められ紛失時には届け出が必要となった。

２０１１年４月焼き肉チェーン店において、牛の生食「ユッケ」を原因としたＯ１１１（一部の焼き肉チェーン店ではＯ１５７も検出された）による広域集団食中毒事件が起きた。この集団感染が契機となって、２０１１年10月１日付で食品衛生法が改正され、ユッケなどの生肉を客に提供する場合、肉の表面から1㎝以上の加熱を義務づけた。また牛の生肉用の加工施設は他の設備や調理器具と明確に区分することが義務づけられた。

さらには消費者に牛の生食用食肉を提供する場合、食中毒のリスクがあることや子ども、高齢者、その他、感染抵抗力が弱い者に対し生食を控える旨をメニューやポスターに表示することも義務づけられた。

これまで生食用の表示は任意だったが、罰則つきの食品衛生法に基づく基準にして義務化する。対象となるのは内臓を含むすべての食肉を生食用として出す場合。飲食店だけではなく精肉店や小売り店にも適用されると報道された。

また、牛肝臓の内部から腸管出血性大腸菌を完全に排除できないとして、牛レバー等の牛肝臓を生食用として販売・提供することを2012年7月1日付で全面的に禁止とした。違反した場合には、2年以下の懲役または200万円以下の罰金が課されることも示された。

4 ドイツ、米国、カナダで腸管出血性大腸菌O104が席巻

2011年日本がユッケによる腸管出血性大腸菌O111の食中毒事件で5月の連休から大騒ぎになったのに対して、この年はドイツを中心に5月から7月まで腸管出血性大腸菌O104によりヨーロッパが大騒ぎとなった(1)。

原因を詳しく調べると食中毒を起こす下痢原性大腸菌の一種である凝集付着性大腸菌が本体で、ファージという細菌のウイルスに感染し、そのファージはベロ毒素2型を運んでいた。しかもプラスミドという小さな遺伝子に多剤耐性遺伝子（plasmid CTX-M）を有していた。このプラスミドは細菌の中で種を超えて移動することがわかっている。この多剤耐性遺伝子からは基質特異性拡張型β－ラクタマーゼ（Extended-Spectrum β-Lactamases；ESBL）と呼ばれている酵素によって抗菌剤は不活化される。O104の正体は凝集付着性大腸菌がベロ毒素を産生するようになり、腸管出血性大腸菌と名を改めたハイブリッド腸管出血性大腸菌なのである。

O104の大規模集団感染の広がりはドイツ北部を中心に米国とカナダを含む16カ国に及んだ。患者総数4075人、908人がHUSをきたし、50人が死亡した。ロベルト・コッホ研究所の調査によれば、患者は6月1日から発生し、6月22日には200人を超えるピークに至った。ベロ毒素2型しか産生しないので強毒であった。

2011年4月に、原因食材はレストランなどで提供されたもやしとされている。ドイツ以外の国での発症者は、主にこの時期にドイツを訪れた旅行者であることも判明している。

これまで報告された腸管出血性大腸菌集団感染と異なる点は、溶血性尿毒症症候群（HUS）のハイリスクグループが小児及び高齢者ではなく成人（89％）であったこと（平均年齢40歳）、O104の感染者のうち63％が女性で、そのうち溶血性尿毒症症候群（HUS）をきたした患者の74％が女性であったことは、この集団感染のリスクは女性であることだと指摘する報告もある。

16カ国にも及んだ腸管出血性大腸菌O104の集団感染では、下痢、腹痛等の症状があって病院を受診した患者は4000人弱である。私が考えるに軽症で病院を受診せず自宅で治った人たちを含めると1万人以上で、これこそが世界最大の腸管出血性大腸菌集団感染だと思う。

もやしはヨーロッパではフェヌグリークと呼ばれていた。フェヌグリークの種がエジプト産であったことから、エジプトのフェヌグリークの種からO104の検出を試みたが失敗に終わった。

この腸管出血性大腸菌のハイブリッド型Ｏ１０４が見つかった２０１１年、ユッケを汚染したのは腸管出血性大腸菌Ｏ１１１で、ベロ毒素２型のみ産生する。どちらも基準株であるベロ毒素1型と2型両方を産生する腸管出血性大腸菌Ｏ１５７より病原性は強い。

１９９６年の世界最大規模の我が国でのＯ１５７集団食中毒事件ではカイワレ大根が疑われた。カイワレ大根の種は当時米国産だったので米国産のカイワレ大根の種からＯ１５７の検出を試みてもよかったと思う。

5 ユッケ騒動の中行われた専門家会議

保健所・衛生研究所・大学・病院職員らが一堂に

２０１１年７月15日に大阪で行われた第15回腸管出血性大腸菌感染症研究会は、私にとって一つの事件だった。２０１１年の開催は７月15日、16日となり、ユッケ騒動の最中でマスコミからも注目が集まっていた。

この会は１９９７年４月19日に国立国際医療センターで開かれた第１回腸管出血性大腸菌感染症シンポジウムを踏まえてのものである。１９９６年に大阪堺市で学校給食による世界最大規模のＯ１５７食中毒事件が発生したため、腸管出血性大腸菌感染症に携わる保健所、衛生研究所、大学の臨床・基礎の教員、公共・民間の病院の臨床家を含む職員らが参加した。非常に珍しい会で、これは１９９１年、最初にカナダのトロントで行われたＶＴＥＣ（Verotoxin-producing *Escherichia coli* international Symposium）という国際会議をまねている。この国際会議は３年ごとに開催され、２０１１年は日本の京都で開催された。

私も懇意にしている新聞記者に第15回腸管出血性大腸菌感染症研究会が開催されることを事前に連絡し、彼女もこの研究会に参加していた。世話人を務めていた大阪府立大学・山崎伸二教授先生から、この会でシンポジウムを行って提言をマスコミ等に公表したいとの提案があり、最初の緊急報告を私が企画することになった。

先駆的取組みの愛知県・大分県・鳥取県からの招聘に奮闘

私がこの会議に招聘した保健所の職員は2人であった。1人はあの岡崎市保健所の小林哲夫先生だ。彼は当時リスク表示を罰則のある法案にするため相当頑張っておられた。もう1人は大分県南部保健所の長田忠先生であった。２０１１年に大分県福祉保健部福祉保健企画課からメールがあり、対象者を保健所職員とした講演を依頼された経緯があった。大分県保健所から、感染症パニック対応において、保健所職員が正しい情報を理解しておく必要があり、保健師、衛生課職員が私の講義を聞きたいとの申し出があり、私は「経口感染と食中毒―細菌のトピックを含めて―」というタイトルで3月23日に講演を行った。

当時のメールで「実は、被災地に保健活動の支援のため保健師を派遣する業務等で手一杯の状況になりましたので、今後の連絡は、下記の職員からさせていただきたいと思います。よろしくお願いします」とあった。当時は東日本大震災（3月11日）直後であり、とにかく日本中が大忙しだったと思う。そんな中、大分県がポスターによって、県民に牛肉・レバーの生食の危険性を積極的に訴えていたのが目を引いた。図9でそのポスターを示す。

こうして、第15回腸管出血性大腸菌感染症研究会に大分県南部保健所から長田忠先生が招聘され、牛肉生食の衛生マニュアル作成についてご講演いただいた。

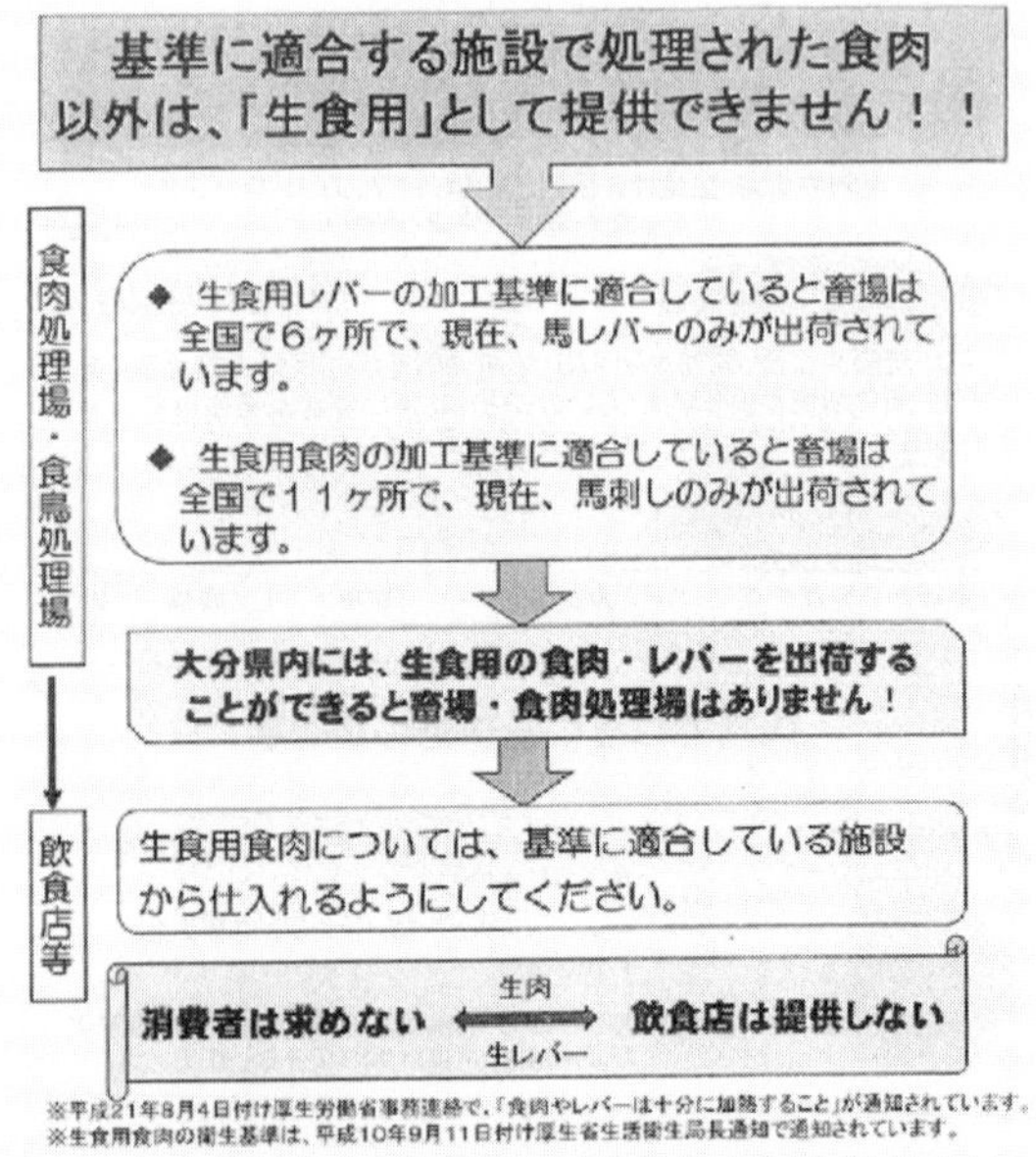

図9　牛肉・レバーの生食の危険性を訴える大分県のポスター（2011年）

小林哲夫先生には日本初の試みである「岡崎市における肉の生食を原因とする食中毒予防対策『リスク表記』の試み」というタイトルでご講演いただいた。

実は私は3人の方に講演を依頼していた。あと1人は今住んでいる鳥取県の講演者である。

当時から今の平井伸治氏が鳥取県知事であった。今でも彼の、時代を先んじる考え方には感服している。

鳥取県が牛のレバーの生食用の提供を飲食店に禁じる県食品衛生法施行条例の改正案の検討に入ったとのことであった。今から考えると「すごいなあ」の一言。鳥取県にその経緯を話していただくために講演を依頼したが一時保留となった。そのまま7月15日になっても保留が続いたので、第15回腸管出血性大腸菌感染症研究会に鳥取県から講演者を招聘することは叶わなかった。

9月になって、罰則つきの法案が鳥取県議会で反対にあい、通すことができなかったのだと担当者から電話で聞いた。翌２０１２年の10月1日に国は罰則つきで生レバーの提供を禁止した。鳥取県は非常に悔しい思いをしたに違いない。全国初罰則つき生レバー提供禁止を自治体が決めればレジェンドとなり語り継がれたと思う。そして、私は威風堂々として２０１３年から鳥取大学医学部細菌学の教授として迎え入れられたに違いない。

社会にむけての提言をまとめたい

私は第15回腸管出血性大腸菌感染症研究会を成功させるために奮闘していた。私たちはこの研究会から社会に向けて牛肉の生食に関する提言（案1）をまとめつつあった。以下にポイントを記す。

①　子どもと高齢者には生肉を絶対に、売らない、食べさせないこと。
②　メニューには、牛肉の生食にはリスクがあることを明記すること。
③　生肉を商品として提供する店は、生肉とその他の肉を扱うスペースを分け、最善の衛生管理に努めること。

ユッケ食中毒事件で世間が騒然としている中での腸管出血性大腸菌感染症の専門研究会である。新聞記者も来ている。政府はまだ、牛肉・レバーの生食に関する衛生基準をまとめているさなかである。プログラムのタイトルは「堺市学童腸管出血性大腸菌O157から15年……そして」となっている。

私はこの研究会の緊急報告として「富山・石川・神奈川県におけるO111アウトブレイク・ドイツにおけるO104アウトブレイク」という企画に参加した。同時期、腸管出血性大腸菌O104の大規模感染がドイツ北部を中心に起きていた。この大規模集団感染はヨーロッパと北米を含む16カ国にも及び、約4000人の患者と、うち約900人の溶血性尿毒症症候群（H

ＵＳ）発症者、不幸にして50人の死亡者を出すことになるが、まさにそのときに研究会が開催された。日本はまだごく一部の人しかヨーロッパでの大規模集団感染によるパニックを知らない。

また、そのときにこのＯ１０４はベロ毒素だけでなくとんでもないものをプラスミドに持っていることが判明していた。抗菌剤の多剤耐性遺伝子として知られていたＥＳＢＬ（Extended-Spectrum β-Lactamase）という基質特異性拡張型β－ラクタマーゼを持っていたのである。私は医学部の講義で以下のようにＥＳＢＬについて教えていた。抗菌剤は大きく分けて、ペニシリン系とセファロスポリン系（セフェム系）に分かれる。セフェム系はグラム陰性菌（大腸菌も含む）に弱いので、強くするため第１世代から第４世代まで開発された。ＥＳＢＬは第３世代、第４世代セフェム系抗生物質のβ－ラクタム環を分解する強力なβ－ラクタマーゼであると。

私は、すぐさまＯ１５７に日本でよく使われているホスホマイシンを調べた。幸いにもこのＯ１０４はホスホマイシン耐性ではなかった。こうした状況を鑑みて、私は抗菌剤に頼らないワクチンの開発が必要だとその頃認識していた。よって提言の案１はあまりにも弱く感じ、私独自の案２を作成して腸管出血性大腸菌感染症研究会の主な運営委員に送った。案２を以下に示す。

腸管出血性大腸菌感染症研究会からの牛肉の生食に関する提言（案2）

（1）本年我が国で起きたユッケの喫食を原因とする腸管出血性大腸菌O111の広域食中毒事件を受け、牛肉の生食の危険性が指摘された。広く国民に対して生肉を提供しない、食べさせない、食べないことを第一に提言する。本年ドイツ北部を含む周辺16カ国に及んだ腸管出血性大腸菌O104の大規模集団感染は、患者数が4075人にも及び、うち908人（23％）が溶血性尿毒症症候群（HUS）を発症し、50人が死亡したことが報告された（7月7日WHO発表）[2]。Frankらの報告[3]によると溶血性尿毒症症候群を発症した年齢層が子どもや高齢者ではなく、17歳以上の成人が89％を占めたことから、腸管出血性大腸菌による感染は年齢に関係なく溶血性尿毒症症候群等の重症化に関与する腸管出血性大腸菌症が、日和見感染症ではないことが明らかである。加えて成人における腸管出血性大腸菌感染に伴う溶血性尿毒症症候群の診断・治療ガイドラインを早期に作成することを提言する。

⬇その後、2014年4月2日、東京医学社が『溶血性尿毒症症候群の診断・治療ガイドライン』を出版したことで解決した。この本にはもちろん成人の溶血性尿毒症症候群（HUS）の診断・治療に関する内容が記載されている。また腸管出血性大腸菌感染症による脳症の治療についても記されており、ステロイドのパルス治療、血漿交換、補体であるC5のモノクローナル抗体を紹介しながらも、その有効性は明らかでないとしている。

ちなみに私は、精製したベロ毒素2型を静注したウサギモデルにステロイドのパルス治療効果があることを2009年に論文で報告している。(4)

（2）厚生労働省が本年7月9日に示したユッケなどの生肉を客に提供する場合、肉の表面から1cm以上の加熱を義務づける新基準案を示した。本研究会は、この新基準に加え、牛の生肉と加熱用肉の加工と調理を同じ場所で行わないことを提言する。

➡2011年9月12日に出された食安発0912第7号で、生食用食肉の規格基準が出され10月1日から施行された。ユッケなどの生肉を客に提供する場合、肉の調理・加工において表面から1cm以上の部分を60℃、2分間加熱して、加熱部分をトリミングして提供することが義務づけられた。もちろん生食用と加熱用食肉の加工と調理を同じ場所で行わないことも追加された。

（3）本年7月6日、厚生労働省が牛の生レバーの提供を食品衛生法で禁止する方針を示し、翌7日には鳥取県が全国に先駆けて牛のレバーの生食用の提供を飲食店に禁じる県食品衛生法施行条例の改正案の検討に入ったことを強く支持する。

➡2012年6月25日食安発0625第1号によって牛の肝臓を生食用として販売するのを禁ずると厚生労働省が罰則つきで法案化した。相当業者からの圧力があったのであろうか、厚生労働省と消費者庁が足並みを揃えた2011年10月1日から遅れること9カ月後の翌2012年7月1日から牛の生レバー禁止が実現した。

(4)本年7月6日、消費者庁が、肉の生食を提供する飲食店に対して「肉の生食は食中毒に対するリスクがあります」とメニューにリスク表示することを義務づける方針を打ち出したことを支持する。
➡2011年9月22日に出された消食表第402号で、岡崎市が最初に始めたリスク表示が罰則つきで消費者庁から法案化され10月1日に施行された。

(5)2008年米国オクラホマ州で起きた腸管出血性大腸菌O111の集団食中毒では、溶血性尿毒症症候群(HUS)の53・8%にけいれん、失見当識、複視、失語などの脳症が併発していたことが報告されている。(5) イタリアでは腸管出血性大腸菌O111の感染によって高い割合で昏睡などの中枢神経障害をきたすことが報告されている。(6) 今回のユッケを原因とした腸管出血性大腸菌Ｏ１１１の集団感染においても脳症が多発したことから、医学的根拠に基づいた脳症の治療指針を早期に作成することを提言する。

➡２０１４年４月２日、東京医学社が『溶血性尿毒症症候群の診断・治療ガイドライン』を出版したことで解決した。

（６）食の安全を確保するためには、マスコミュニケーションの影響も大きく、肉の生食を助長するような不適切な番組に対しては、国が注意勧告を行うなどの措置を講ずることを提言する。

➡２０１１年９月22日に出された消食表第４０２号で、岡崎市が最初に始めたリスク表示が罰則つきで消費者庁から法案化され10月１日に施行された。このことでマスコミュニケーションは牛肉の生食を助長するような報道を慎むようになった。

（７）牛肉を主とする食肉中の腸管出血性大腸菌のリスクプロファイルに牛の腸管出血性大腸菌保有率を加え公表するとともに、その保有率を下げるため牛に対してワクチン接種を実施するなど具体策を講じることを提言する。

➡未だ実現していない。

（8）本年ドイツ北部で起きた大規模食中毒事件で、患者から検出された腸管出血性大腸菌O104は薬剤耐性菌が有する基質特異性拡張型β－ラクタマーゼ（ESBL）が検出されており、アンピシリンなどのβ－ラクタム剤、第三世代のセファロスポリン系抗生物質、フルオロキノロンに耐性を示したことが報告された。[7] 今後、薬剤耐性菌が我が国においても出現することを念頭に、人に対してのワクチン開発を急ぐことを提言する。

➡未だ実現していない。

以上である。ちょっとやりすぎた感はあるが、当時はこれが最高だと信じていた。ワクチン以外、私の作った提言（案2）は、ことごとく実現した。冒頭で書いた「私にとって一つの事件」の真相は、この私の案は第15回腸管出血性大腸菌感染症研究会の世話人会で紛糾し、この会の直後ついに私の案2は提言されなかったのであった。

ついで私は翌年の2012年に腸管出血性大腸菌感染症のワクチンを作り、動物モデルで効果があったことを論文で報告した。[8]

【注】

（1）Frank, C., Werber, D., Cramer, J. P., Askar, M., Faber, M., an der Heiden, M.,... Krause, G. (2011). Epidemic profile of Shiga-toxin-producing *Escherichia coli* O104:H4 outbreak in Germany. N Engl J Med, 365(19), 1771-1780.

（2）Michino, H., Araki, K., Minami, S., Takaya, S., Sakai, N., Miyazaki, M.,... Yanagawa, H. (1999). Massive outbreak of *Escherichia coli* O157:H7 infection in schoolchildren in Sakai City, Japan, associated with consumption of white radish sprouts. Am.J.Epidemiol. 150(8), 787-796.

（3）前掲注（1）

（4）Fujii, J., Kinoshita, Y., Matsukawa, A., Villanueva, S. Y., Yutsudo, T., Yoshida, S. (2009). Successful steroid pulse therapy for brain lesion caused by Shiga toxin 2 in rabbits. Microb Pathog, 46(4), 179-184.

（5）Piercefield, E. W., Bradley, K. K., Coffman, R. L., Mallonee, S. M. (2010). Hemolytic Uremic Syndrome After an *Escherichia coli* O111 Outbreak. Arch Intern Med, 170(18), 1656-1663.

（6）Caprioli, A., Luzzi, I., Rosmini, F., Resti, C., Edefonti, A., Perfumo, F.,... Rizzoni, G. (1994). Community-wide out break of hemolytic-uremic syndrome associated with non-O157 verocytotoxin-producing *Escherichia coli*. J Infect Dis, 169(1), 208-211.

（7）Rasko, D. A., Webster, D. R., Sahl, J. W., Bashir, A., Boisen, N., Scheutz, F.,... Waldor, M. K. (2011). Origins of the *E.coli* strain causing an outbreak of hemolytic-uremic syndrome in Germany. N Engl J Med, 365(8), 709-717.

（8）Fujii, J., Naito, M., Yutsudo, T., Matsumoto, S., Heatherly, D. P., Yamada, T.,... Obrig, T. (2012). Protection by a recombinant *Mycobacterium bovi*s Bacillus Calmette-Guerin vaccine expressing Shiga toxin 2 B subunit against Shiga toxin-producing *Escherichia coli* in mice. Clin Vaccine Immunol, 19(12), 1932-1937.

第3章
誰も知らない
最も悲劇的なO157集団食中毒事件

2016

1　老人ホームで起きた大規模集団食中毒事件

原因食はキュウリのゆかり和え

高齢者の死亡率に震撼

水道水で簡単に洗えば、またはリンゴのように水道水で洗わなくとも野菜や果物は安心して食べられると誰もが信じていた頃の出来事である。キュウリを水道水で洗っただけで済ませた老人ホームから11人の死亡者が出た。

２０１６年９月、東京都と千葉県の介護付き有料老人ホームで、キュウリのゆかり和えによるＯ１５７大規模集団食中毒事件が起きた。キュウリのゆかり和えを喫食した入所者総数２１９人、下痢、腹痛等の症状をきたした患者90人、うち入院患者75人、死亡者11人であった。

なぜ大規模かというとその死亡者の数である。

１９９６年、大阪堺市の世界最大規模の学校給食食中毒で約９５００人の患者を出した事件でも当時３人が死亡した。この事件は１９９６年だけでは済まなかった。同年学校給食を食べた当時小学1年生の児童が、後に溶血性尿毒症症候群（ＨＵＳ）を発症し、その後も溶血性尿毒症症候群の後遺症である腎性高血圧を発症して内科に通院を続けていたが、９年を経て２０１５年10月11日脳出血により、25歳の若さで亡くなった。よって世界最大規模の学校給食食中毒事件では４人目の犠牲者となる。１９９６年は全国で学校給食によるＯ１５７集団食中毒が頻発したため、この年だけでＯ１５７の死亡者は12人と記録されている。

キュウリのゆかり和えによる死亡者を死亡日とともに列挙する。

９月１日82歳女性、９月２日91歳男性・97歳女性・99歳女性、９月13日89歳女性、９月20日90歳女性、９月23日91歳女性、９月26日90歳女性、９月30日88歳女性、10月２日75歳女性。悲惨そのものであった。

こんなに死亡者が相次ぎ、その人数が集団食中毒事件としては過去最高となったのはやはり高齢というリスク要因があったからだろう。キュウリのゆかり和えを喫食したこの介護付き有料老人ホーム入居者の平均年齢は86・5±9・2歳、患者は87・7±9・0歳、入院した患者は88・5±7・0歳、死亡者は88・7±6・7歳であった。

この数字の恐ろしさは85歳以上という特定の集団にＯ１５７が襲いかかると88歳を中心に重篤化して死亡したことにある。なぜなら私が研究してきたＯ１５７は85歳以上の高齢者が発症すると、10％以上が亡くなるというエビデンスがあるからだ[1]。Ｏ１５７に汚染された食材を食べただけでも85歳以上の高齢者の５・０％が死亡する。

反応しないマスコミに落胆

２０１６年９月のＯ１５７事件の記事をインターネットで目にしたからには、Ｏ１５７を専門とする私は徹底解明に向け戦闘モードに入った。これまで自分の意見が「朝日新聞」に掲載され、社会を動かしてきたという自負もあった。一つの意見を集約して訴え、大勢の人の共感を呼び、彼らの協力によりそれが法案化するまでは闘いの連続であった。11人の方々の死を決して無駄にはできないとも思った。

しかしその前に立ちはだかったのはマスコミであった。この大ニュースを1面に掲載した大手新聞は一社もなかった。部分的には報じていたが、ほんの一コマ数行であった。

そのニュースへの関心の低さを私は記録しておこうと、その年の10月15日〜16日に開催された第69回日本細菌学会中国・四国支部総会（香川県高松市ホテルサンポート・かがわ国際会議場）で調べてみた。自分の演題を発表した直後に、このときに出席していた日本細菌学会中国・四国支部総会の会員にこの事件を知っているか手を挙げさせる方法をとった。それを学会長の同意を得て写真を撮っていただき解析した結果、出席者47人中、手を挙げたのは２人だけであった。実に約４％の低さであった。細菌学の専門家すら知らないことを一般人が知るはずもない。最近、リスクコミュニケーションという言葉をよく耳にする。適切な助言をもとに適切に行動するということである。当時、マスコミは珍しい感染症を大きく5回報道した後には報道しなくなると言う細菌学の専門家もいた。Ｏ１５７は当時もはやニュース性に乏しくなっていたのかもしれない。

しかし、11人の子どもが死んだとしたらマスコミは放っておくことができなかったはずだ。私が猛反発したのは、マスコミのそうした高齢者への配慮や尊厳が感じられなかったことだ。これはリスクコミュニケーションができているとは言えない。新聞のみならずテレビも、ただひたすら視聴率を追求することで儲け主義に走ったとしたら民主的ではなくなる。

私が激怒した厚労省の対応と、その後招いた悲劇

抜け道だらけの「大量調理施設衛生管理マニュアル」

私は早速、鳥取大学医学部臨床試験部門に「平成28年8月～9月に千葉県と東京都老人ホームで発生した腸管出血性大腸菌Ｏ１５７集団食中毒における溶血性尿毒症症候群（ＨＵＳ）と死因に関する研究」を申請し、倫理審査委員会を通して承認された（２０１７年7月～２０２０年

3月）。2020年までだったんだと気づく。これをもとに千葉県と東京都に共同研究を承認していただいた。

「朝日新聞」「私の視点」欄に「O157食中毒　生野菜・果物　殺菌徹底を」が掲載されたのは2017年9月14日であったからすぐに結果を出したように思われがちであるが、実は事件直後から情報を集めまくっていた。

私が事件直後から調べていたのは、「大量調理施設衛生管理マニュアル」だった。あの1996年大阪堺市のO157大規模集団食中毒事件を教訓として、同じことを繰り返すまいとの思いだったのだろうか。このマニュアルは1997年「学校給食施設における衛生管理について」という衛食第219号厚労省生活衛生局長通知（1996年8月16日）が廃止された後に1997年3月24日衛食第85号として登場した。

特に私が注目したのはこの「大量調理施設衛生管理マニュアル」に記載されていた「野菜及び果物を加熱せずに供する場合には流水で十分洗浄し、必要に応じて次亜塩素酸ナトリウム等で殺菌した後、流水で十分すすぎ洗いを行う」という箇所であった。

まず「必要に応じて」とは何か、流水を水道水にしていないのはなぜかという疑問が湧いた。本マニュアルには「同一メニューを1回300食又は1日750食以上提供する調理場に適用する」とある。それではそれ以下の中小企業は守らなくてよいことになる。抜け道だらけのマニュアルだ。

食を提供する企業は大企業よりも中小企業が圧倒的に多い。何か変だと思った。

２０１４年７月26日、静岡市で行われた花火大会で「冷やしキュウリ」によるＯ１５７集団食中毒事件が起きた。患者数は５１０人、入院した人は１１４人にも上った。幸い死亡者は出なかったが、溶血性尿毒症症候群患者は５人（１〜19歳）であり、すべて女性であった。この集団食中毒事件を起こしたのは露店であり、キュウリを７月26日の朝に仕入れ、市販のミネラルウォーターで１本１本手で洗った。

露店で販売していた人たちは「大量調理施設衛生管理マニュアル」を知っていたのだろうか。知っていたとしたら、なぜ水道水を使わずにミネラルウォーターを使ったのか疑問である。どうやら水道水は事業者にはコストが高いらしいことがわかった。水道水の基準は昭和32年（私の生まれた年）に策定された。

水道法施行規則で定められている衛生上必要な措置として、各地方自治体の水道事業者が講じなければならないのは、給水栓における水が、遊離残留塩素を０・１㏙（０・１㎎／ℓ換算、これを㎎／㎖で記載すると０・０００１㎎／㎖となる）以上保持するように塩素消毒をするということである。

また水が病原生物に著しく汚染されることが想定される夏の時期には、事前に遊離残留塩素の濃度を自治体は上げることができ、その上限は定められていない。したがってコストが高いのだろうか。

このことを露店での販売業者が知っていれば水道水でキュウリを洗っていたのに違いない。すなわち「大量調理施設衛生管理マニュアル」に野菜は水道水で洗うことと書いていないのが冷やしキュウリ食中毒事件の一因であったと私は思った。

2016年10月12日、私は「大量調理施設衛生管理マニュアル」の中で私が問題視した「必要に応じて」で必要とはないにか、この「必要に応じて」はない方が正しいのではないのかを厚労省のホームページ質問に書き込んだ。

〈私の質問〉原材料等の保管管理マニュアル1．⑦「必要に応じて次亜塩素酸ナトリウム等で殺菌した後」となっておりますが、「必要に応じて」というのは、どのような必要性を想定したものでしょうか？　また、そのどのようなときに必要性があるのか、を明確に記載して発表したことがありますか？　ある、なしでお願いします。ある場合には、公表した文を添えて下さい。

〈厚労省の答え〉具体的な例を通知したことはありません。

上記の厚労省の答えは、厚生労働省医薬・生活衛生局生活衛生・食品安全部監視安全課からのメール文である。やはり、次亜塩素酸ナトリウムを使うかどうかは企業に任されているとのことであった。流水の内容は０・１㎎／ℓ以上の遊離残留塩素を含む水道水のことだが水道水とは書いていない。水道水と書いていないのは、恐らく、大手食品メーカーは水道水を使わず、井戸水や自然の水を独自の方法で浄化して残留塩素を水道水と同じ０・１㎎／ℓにしているのだろう。また、大量に水を使う企業、農家、漁業に関わる所は、水道水よりも安価な水を使用していたことが考えられる。大手企業の、こうした水道水ではない独自の大量水を使うことを許しているから、私たちが使っている水道水の需要が低くなりメンテナンスが難しくなってきているので、水道水の民営化を厚労省が考えたのだろう。

「必要に応じて」次亜塩素酸ナトリウムを使い分けたシーケーフーヅ社

この「大量調理施設衛生管理マニュアル」に基づいたために起きた、ゆかり和えによる大規模Ｏ１５７集団食中毒事件の原因を追求するためには、キュウリのゆかり和えという野菜の生食料理をどのように業者が調理したかが問題になる。

この事件を起こしたのは「シーケーフーヅ」社という岡山に拠点を置く給食事業者であった。千葉県と東京都で起こったのにシーケーフーヅ社は岡山の本社のホームページで謝罪を繰り返していたことに妙に納得がいかなかったのを覚えている。シーケーフーヅ社は主にセントラルキッチン方式をとっており、岡山の本社で作った給食を冷凍して有料老人ホーム等に送っていた。そして食べる直前にクックチルというシステムで加熱解凍して提供していた。

ちなみにこの事件がきっかけで知ったことだが、焼き魚はすべて中まで焼いて冷凍し解凍すると煮崩れしてしまう。そこで少し表面を焼いて冷凍し調理場でよく再加熱して提供するそうである。よくデパ地下で果物や野菜ジュースを提供している業者を見かける。その大手会社にどのようにジュースを提供するか２０１６年10月７日に電話で聞いてみた。

リンゴやミカン等の表面がツルツルしている果物は、「大量調理施設衛生管理マニュアル」に従って、流水と中性洗剤でよく洗い、基本的には次亜塩素酸ナトリウムは使わない。メロンとマンゴーは次亜塩素酸ナトリウムで十分殺菌した後、流水ですすぎ真空パックに入れて冷凍する。デパ地下での調理場では真空パックから取り出した果物や野菜は凍ったままミキサーにかけて客に提供している。なるほど、必要に応じて次亜塩素酸ナトリウムを使い分けているなと思った。

ちなみに「大量調理施設衛生管理マニュアル」では、「生野菜や生の果物を次亜塩素酸ナトリウムで殺菌する場合に次亜塩素酸ナトリウム２００ppmで5分又は１００ppmで10分浸してよく洗浄し提供するように」との記載がある。

シーケーフーヅ社は２０１６年9月22日になぜかわからないが、他のクックチルとは異なり生のキュウリを使ったゆかり和えだけが現場の責任で調理された。私の予想が的中した。やはり「大量調理施設衛生管理マニュアル」に記載されていた「野菜及び果物を加熱せずに供する場合には流水で十分洗浄し、必要に応じて次亜塩素酸ナトリウムで殺菌した後、流水で十分すすぎ洗いを行う」の中の「必要に応じて」が天下分け目の事態を引き起こしてしまったのだ。

これが図らずもバレたのが２０１６年9月16日、各都道府県に出された厚生労働省医薬・生活衛生局生活衛生・食品安全部監視安全課長から出された生食監発０９１６第1号だった。9月1日1人、9月2日3人、9月13日1人、9月20日1人、9月23日1人、9月26日1人、9月30日1人、10月2日1人と死亡が相次いで報告されたから厚労省は不眠不休で原因を追ったに違いない。重要な点をそのまま記載する。

千葉県及び東京都における調査の結果、同一流通経路の原材料を用い、同メニューを提供した各施設の調理工程は以下のとおり。

有症者発生施設①：キュウリ流水洗浄→スライス→ゆかりと和える→冷蔵保管
有症者発生施設②：キュウリ流水洗浄→スライス→塩もみ→ゆかりと和える→冷蔵保管
有症者非発生施設③（厚労省は①と記してわからないようにしているがここでは③とする）：キュウリ流水洗浄→次亜塩素酸ナトリウム溶液に浸ける。約40ppm、5分間程度）→流水洗浄（20〜30分間）→スライス→塩もみ→ゆかりと和える→冷蔵保管　※食中毒調査では効果について検証は行っていない。
有症者非発生施設④（厚労省は②と記してわからないようにしているがここでは④とする）：キュウリ流水洗浄→スライス→加熱（沸騰水に入れ3〜5分加熱）→流水冷却→ゆかりと和える→冷蔵保管

厚労省はよく追跡調査をしたと思うが、施設がわかりにくく書かれているので有症者発生施設①②と有症者非発生施設③④についてこれから記載する。

シーケーフーヅ社は同じロットのキュウリを千葉県の市場で9月21日に購入した。キュウリは数本ずつ袋詰めされ常温のトラックで4カ所の老人ホームに配送された。
①キュウリを流水洗浄、スライスしてゆかりと和えた場合……東京都羽村市の老人ホーム

グリーン東京、喫食者94人、患者32人のうち5人死亡。
②キュウリを流水洗浄、スライスして塩もみした場合……千葉県市川市の老人ホーム　ウエルピア市川（壱番館・弐番館）、喫食者125人、無症候性保菌者13人を含む患者71人のうち6人死亡。
③キュウリを流水洗浄して次亜塩素酸ナトリウムで殺菌した場合……同じくシーケーフーヅ社が同じロットのキュウリを提供した東京の老人ホーム、喫食者80人程度。死亡者0。
④キュウリを流水洗浄、スライスした後に沸騰水で加熱した場合……同じくシーケーフーヅ社が同じロットのキュウリを提供した東京の老人ホーム、喫食者12人。死亡者0。

これは私が独自に調査した結果であり、一部報道とは異なるかもしれない。この報告によると、③と④では合わせて100人近くの方が難を逃がれた。

O157を殺菌する次亜塩素酸ナトリウムの濃度

私が注目したのは、次亜塩素酸ナトリウムがわずか40ppm（mg／ℓ）の液に5分浸けたことでO157を殺菌することができたという点である。一体どのくらいの次亜塩素酸ナトリウムで野菜や果物に付着したO157を消毒、殺菌できるのか、最低ラインの濃度が知りたいと思った。

その前になぜ、「大量調理施設衛生管理マニュアル」に野菜や果物を洗う場合に、次亜塩素酸ナトリウムの濃度がいきなり「200㎎／ℓ5分、または100㎎／ℓ10分」と記載されているのか。「100㎎／ℓ10分、または200㎎／ℓ5分」と順序を逆にして次亜塩素酸ナトリウムの濃度の低い方から記載しなかったのか。

参考になったのが、1981年に初めて策定された「漬物の衛生規範」である。これには最初最初次亜塩素酸ナトリウムについての記載が全くなかった。ところが2012年8月から生産が始まった北海道の白菜浅漬けがO157に汚染されており、患者は北海道、山形県、茨城県、栃木県、神奈川県、東京都にまで及んだ。このO157広域食中毒事件は患者総数169人、死亡者数8人を記録している。この原因は漬物の衛生規範には記載がなかった次亜塩素酸ナトリウムを樽に適当に入れていたため、同じ樽に白菜を何回も漬け込み、次亜塩素酸ナトリウムの濃度が下がってしまったことである。こうして殺菌作用を持たなくなった樽にも白菜を漬け込んでいたので事件は起きてしまった。

そこで翌年2013年に「漬物の衛生規範」が改正され、「次のいずれかの方法で殺菌を行うこと。次亜塩素酸ナトリウム（100㎎／ℓ10分、または200㎎／ℓ5分）」となった。「大量調理施設衛生管理マニュアル」は数字を反対に記載すること（２００mg／ℓ5分、または１００mg／ℓ10分）で漬物の衛生規範を模したと思われたくなかったのだろうか。こんなことはどうでもよいが。

次亜塩素酸ナトリウム１００mg／ℓに10分、または２００mg／ℓに5分白菜を浸すことは大きな漬物工場での話だ。この消毒方法を1日に７５０食以上作る調理場に適用することができても、日本全国の一般家庭でこれをまねることはできない。

また若くて元気な人は、キュウリを水道水できれいに洗えるだろうが、問題は高齢者である。高齢者がキュウリをスーパー等で買ってきて自分で調理する場合には、水道水で洗うだけではO１５７から身を守ることができないのではないかと私はそのときに思った。

ではどうすればよいのかと思い、私も執筆している教科書の『戸田新細菌学34版』（２０１３年8月5日）を見てみた。なんと次亜塩素酸ナトリウムを含む塩素系化合物は5mg／ℓ以下で芽胞を持たないO１５７のような細菌は殺菌されるとある。繰り返すが5ppmで殺菌とあった。

ちなみに新型コロナのようにエンベロープを持つウイルスの殺菌についても書いてある。近年の研究によればエタノールの場合は濃度60～95％の範囲だと殺菌効果にほとんど差がないとしている。最近では安いイソプロパノールも使われているが、この殺菌効果は50～70％とアルコールより強いと書かれている。一方、ただし、エンベロープを有するウイルスに対してはむしろ100％またはそれに近い濃度のエタノールのほうが有効といわれる。これは困った、困った。まあこれはウイルス学者に任せておこう。

最低限必要な濃度

O157を殺菌するには、次亜塩素酸ナトリウム濃度が最低どれほど必要なのか。

ここからはmg／ℓを一般的なppmで表記する。mg／ℓ＝ppmである。

早速私は文献検索をして、3つの論文を見つけた。1つ目は、市場から買ってきたキャベツを千切りにして、次亜塩素酸ナトリウム25、50、100、200ppmの液の中に浸漬し、それぞれ10、20、30分後にキャベツに本来付着している細菌を寒天培地を用いて計測したものだ。[2]この結果によると次亜塩素酸ナトリウムの殺菌率は浸漬時間とは関係なく、濃度も25ppmで殺菌率97・4％、50ppmで97・7％、100ppmで95％、200ppmで97・7％と変わらない。

2つ目の論文はレタス、キュウリ、キャベツを市場で買ってきて洗い、3cm四方に切って75％アルコールで消毒し、もう一度洗ってO157に3分間浸して次亜塩素酸ナトリウムの殺菌力を観察している。[3]この報告によると次亜塩素酸ナトリウムの濃度50、100、200、500ppmに5分浸漬してもO157の殺菌効果は変わらず、100ppmで1、5、10分浸漬してもO157の殺菌効果は変わらなかった。

3つ目は市販のレタス、キャベツ、キュウリを適当な大きさに切り分け、70％のアルコールで消毒した後、洗浄し、O157の菌液に1～2分浸けて次亜塩素酸ナトリウムの効果を調べた報告だ(4)。この報告では、同じく市販で購入したレタス、キャベツ、キュウリを70％エタノールで殺菌後、約1～2㎜の大きさに切ってO157菌液に1分間浸した。次亜塩素酸ナトリウムの濃度である100ppm、200ppm、400ppmの中に浸漬して、その殺菌効果を調べた結果については、本文そのままを転記する。

「大量調理施設衛生管理マニュアルには、野菜及び果実を加熱せずに供する場合、必要に応じ200ppmで5分間または100ppmで10分間の次亜塩素酸ナトリウム溶液による洗浄殺菌を行うよう記載されている。本法では、レタス、キャベツ及びキュウリに限った場合、次亜塩素酸ナトリウム溶液への浸漬1～3分間以降はほとんど菌数の減少が認められないことから、10分間の浸漬は非効率であると考えられた」。きつい一発である。

家庭で殺菌する方法

では家庭で高齢者がキュウリを調理する際には、どのように次亜塩素酸ナトリウムを用いて殺菌するべきかについて知りたくなり、あらゆる市販の次亜塩素酸ナトリウムを調べた。重要な順に記載する。

（1）次亜塩素酸ナトリウムは第2類医薬品となっており、スーパーマーケットやコンビニでは買えない。次亜塩素酸ナトリウムを食品添加物として売っている薬局に行かなくてはならない。

（2）次亜塩素酸ナトリウムは漂白剤でもあり、キッチンハイター、ピュラックス、ブリーチなどの商品名で販売されていて、原液は6％の次亜塩素酸ナトリウムなので素手で触ることができない。6％は6万ppmである。先ほどから「大量調理施設衛生管理マニュアル」に出てくる100ppmとか200ppmはそれぞれ600倍もしくは300倍希釈する必要がある。因みにエンベロープのないウイルス、ノロウイルスは1000ppm以上でないと殺菌効果がないので60倍となる。1桁違うので覚えておこう。

（3）次亜塩素酸ナトリウムを使うことを極度に恐れている方に伝えておく。実は哺乳瓶を次亜塩素酸ナトリウムで消毒する場合がある。哺乳瓶を次亜塩素酸ナトリウムに1時間浸け置いた後、よく振りきって、水ですすぐことなくミルクを入れて赤ちゃんに飲ませている実態がある。商品名ミルトンやピュリファン等で、次亜塩素酸ナトリウムの最終濃度は125ppmとなっている。原液は1万ppmで売られている。

（4）以上をまとめると、

①　教科書『戸田新細菌学34版』[5]（2013年8月5日）では、次亜塩素酸ナトリウムを含む塩素系化合物は5mg／ℓ以下で腸管出血性大腸菌が殺菌されること。
②　濃度も25ppmで殺菌率97・4%、50ppmで97・7%、100ppmで95%、200ppmで97・7%と変わらないこと。
③　次亜塩素酸ナトリウム溶液への浸漬1〜3分間以降はほとんど菌数の減少が認められないことから、10分間の浸漬は非効率であると主張する報告があること。

高齢者がキュウリを消毒する場合には哺乳瓶専用の次亜塩素酸ナトリウム消毒液を購入し、2ℓの水のペットボトルが空いたものに水道水を満タンにして、哺乳瓶専用の消毒液を25mℓ入れると125ppm、12・5mℓ入れると62・5ppm、6・25mℓ入れると31ppmとなる。これにキュウリを1分以上浸けておけばよいことになる。

すなわち2ℓのペットボトルに哺乳瓶専用の次亜塩素酸ナトリウム消毒液をキャップ1杯以上入れて、よく振ってかき混ぜ、それをキュウリが入るくらいのデリバリーでよく使われているプラスチック容器を洗って浸ければよいという結論になった。キュウリを水道水で一本一本洗っても高齢者には不十分で危険であるという認識が重要なのである。

話を元に戻す。厚労省は「大量調理施設衛生管理マニュアル」を改正するにあたり、「漬物の衛生規範」をまねたことが窺える。

厚労省とは電話で何回かやりとりしたことを覚えている。当時彼らはハサップ（HACCP）という言葉を使った。Hazard Analysis and Critical Control Point の略で「危害分析重要管理点」という日本語で訳している。そもそもハサップは加工食品の安全確保のため米国航空宇宙局NASAが宇宙船のために開発した品質管理プログラムである。あまりにも手順が多く、すべて書き留めておかなければならず、当時お金のある大企業しか取り入れられなかった。厚労省の若い職員はハサップを中小企業まで浸透させるつもりだと熱く語っていた。私は自動車が自動運転される頃かなぁなんて面白半分に聞いていた。

まとめると2016年、O157に汚染されたキュウリのゆかり和えによって11人の高齢者が死亡するという悲惨な事件が起きた。岡山県の給食業者は、セントラルキッチン方式をとって岡山市で給食を作り、4カ所の老人ホームに配送していたが、生のキュウリの料理だけは現場監督の責任で作らせた。次亜塩素酸ナトリウムを使わないで調理したキュウリのゆかり和えを提供した施設から11人の死者を出してしまった。キュウリはすべて千葉県で購入された同じロットのものであり、私のアンケート調査では9月21日に老人ホームに届いた数本ずつ袋分けされたキュウリは冷蔵されて一晩置かれた。そのキュウリは4つのパターンで調理されてゆかり和えとなって冷蔵保管され、2時間以内に食されている。どの老人ホームでもキュウリの調理方法以外は全く問題なかった。

死亡診断書の書き方によって見過ごされた二次感染

私はこの調査によって報道された以外の死亡者を発見した。９月20日に死亡した90歳の女性である。死亡診断書には、Ⅰの（ア）直接死因の欄に「心筋梗塞」と記載されており、（ア）の原因を記入する（イ）は空欄である。

実はこの方の便からＯ１５７が検出されていた。しかもキュウリのゆかり和えを喫食していなかったことが新たに判明した。いわゆる二次感染だ。二次感染とは人から仲介物を通して人へ感染することを指す。この事件では、感染者のおむつを交換するときに手袋を使用しない等、不適切なおむつ交換をしていた可能性がある。

ここでＯ１５７で亡くなった患者の死亡診断書の書き方について説明する。通常Ｏ１５７の集団食中毒事件で亡くなった患者が死亡する前に、下痢や血便を発症しており、なおかつ下痢や血便から腸管出血性大腸菌が検出されていれば、（ア）の欄に「腸管出血性大腸菌感染症」と記入しなければならない。また溶血性尿毒症症候群（ＨＵＳ）や脳症などが明らかになれば、（ア）の欄に直接死因として「溶血性尿毒症症候群」あるいは「脳症」と記載し、その下の（イ）

の欄に原死因《げんしいん》として「腸管出血性大腸菌感染症」と記載する必要がある。

つまり、腸管出血性大腸菌感染症で死亡した場合には、死亡診断書の最後の原死因欄に「腸管出血性大腸菌感染症」と記載していなければ死因統計に反映されない。

死亡者の便からＯ１５７が検出されていたら、（ア）の直接死因が心筋梗塞でも、（イ）に腸管出血性大腸菌感染症と記載するべきであった。腸管出血性大腸菌感染症は３類感染症として全数把握しなければならず、患者の糞便から腸管出血性大腸菌の分離・同定が判明すれば、診断した医師は原因食材を食べたか否かにかかわらず二次感染の疑いを持って最下段には腸管出血性大腸菌感染症と記載しなければならなかった。

９月20日に死亡した90歳の女性は保健所が便を採取してＯ１５７を特定していた点は素晴らしいと思う。しかし診療に当たった医師は突然の原因不明の死に不明と書けず、心筋梗塞と書く場合が多いことを法医学の教授から伺った。医師はＯ１５７集団食中毒が起きた際にはＯ１５７感染の有無について慎重に判断すべきだ。

二次感染者から死亡者が出たこと、二次感染者の発症率は90％と非常に高いことから、二次感染では多くの菌を摂取した可能性がある。キュウリのゆかり和えを食べて下痢など発症した患者さんの割合は40％だった。こうした手点を踏まえ、二次感染対策として、老人福祉施設で働く介護士は患者の便を処理するときに手袋着用の徹底や糞便の殺菌処理が重要であることを強調したい。刑法１６０条、「医師が公務所に提出すべき診断書、検案書または死亡証書に虚偽の記載をしたときは、３年以下の禁錮または30万円以下の罰金に処する」とあるのを忘れないでほしい。

ようやく改正された「大量調理施設衛生管理マニュアル」

振り返れば「大量調理施設衛生管理マニュアル」に記載されていた「野菜及び果物を加熱せずに供する場合には流水で十分洗浄し、必要に応じて次亜塩素酸ナトリウムで殺菌した後、流水で十分すすぎ洗いを行う」の「必要に応じて」の曖昧さが生んだＯ１５７感染力の人体実験であったと私は考えている。

かくして、「大量調理施設衛生管理マニュアル」はこの事件の反省のもと、その翌年２０１７年6月16日生食発０６１６第1号をもって改正された。改正の要点は「野菜及び果物を加熱せずに供する場合には、流水で十分洗浄し、必要に応じて次亜塩素酸ナトリウム等で殺菌した後、流水で十分すすぎ洗いを行うこと。特に高齢者、若齢者及び抵抗力の弱い者を対象とした食事を提供する施設で、加熱せずに供する場合には、次亜塩素酸ナトリウム等の殺菌を行うこと」となった。

「大量調理施設衛生管理マニュアル」ができたのは大阪堺市の学校給食によるO157大規模集団食中毒事件の翌年の1997年である。なんと何の基準も示さず「必要に応じて」が20年も使われ続けていたことになる。ここではっきりさせておくが、マニュアルには何の罰則もない。O157感染者がこれまで多いときで毎年3000〜4000人も報告されている原因の一部を垣間見る思いだ。

話にならない薬事・食品衛生審議会の議事録

2016年のキュウリのゆかり和え事件を受けて、薬事・食品衛生審議会食品衛生分科会食中毒部会で厚労省が「大量調理施設衛生管理マニュアル」の改正に向けて討論している議事録は誰でも見ることができるので、ここに記載する。開催日は2017年3月16日。14時から航空会館201会議室で行われた。

■**厚労省○○室長補佐**　そうしたことで、この大量調理施設の衛生管理マニュアルの内容として、高齢者に提供する生野菜だけではなくて、若齢者、果実という要素も加えていくべきではないかということで、改正案の所にありますように、「特に若齢者及び高齢者に対し、加熱せずに供する場合」、括弧書きは基本的に果物を想定しているわけですけれども、「加熱せずに供する場合（表皮を除去する場合を除く。）には、殺菌を行うこと」ということで、必要に応じてという規定ですが、その後に、若齢者と高齢者に対して提供する場合には、殺菌を行ってくださいということを追加したいという内容です。

■〇〇部会長　少し厳しくなるという御提案かと思います。御意見、コメント等がございますか。

■〇〇委員　この対策そのものは必要なものだと思うのですが、次亜塩素酸で野菜を洗うのをためらった理由の1つに、洗うと臭いが残るというか、一言で言うとまずくなるという問題があったと思うのです。それを天秤に掛けて今まではそこまで強制的にしなくていいのではないかというようなことがあったと思うのです。今回、これは高齢者に向けては義務化することは、野菜に関してはちょっと味は落ちても仕方がないということなのか、よく洗えば味は落ちないと考えるのか、ちょっとその辺の所は天秤に掛けるものが何かを教えていただければと思います。

■〇〇課長　まずは、次亜塩素酸ナトリウムなどの殺菌剤で洗浄した後に、流水で洗えばある程度除去できるのではないかということ。それから大量調理施設の衛生管理マニュアルの後ろのほうに、野菜や果物の洗い方がありまして、その中でも、次亜塩素酸ナトリウム「等」となっているのは、先ほども食鳥肉の所でも出てきましたけれども、最近指定されてきている殺菌剤の中に、次亜塩素酸ナトリウムに比較して多少臭いが少ないものも出てきているという状況もございます。そうしたことで、食べ物はおいしくないといけないというのは、もちろんそうなのですが、天秤に掛けるというわけではなくて、こういうものも活用していただきながら、工夫して安全なおいしいものを提供してほしいと、そういう趣旨ですので、決して天秤に掛けて、まずくてもいいという趣旨で改正しようということではございません。

■〇〇委員　是非その辺のところも加味して通知してもらいたいと。これはばしゃっと野菜を浸して食べたらすごくまずいと思うのです。だからそういうことが現実に起きないように是非御配慮いただければと思います。

「口は災いのもと」とよく言われる。〇〇委員に言いたいことがある。次亜塩素酸ナトリウムとおいしいことを天秤に掛けているわけではない。食の安全、特に11人もの方が亡くなったのである。人の命とおいしさをあなたは天秤に掛けているように思える。

今、スーパーなどで、ビニールから開封してそのまま食べられる生キャベツやタマネギの千切りやコンビニで生野菜を使ったサラダを多く目にする。舞台裏では〇〇委員の言った次亜塩素酸ナトリウムにばしゃっと野菜を浸して作っている。要はその後、企業努力によって次亜塩素酸ナトリウムをいかに取り除くかを研究した結果、生野菜や果物をおいしく食べられるようになったと考えている。

新型コロナウイルスの殺菌方法はO157と同様である。ウイルスがエンベロープという脂質に富んだ膜を被っている。その膜は、アルコールや次亜塩素酸ナトリウムで簡単に破壊される。脂質膜だから石鹸など洗剤でも十分殺菌される。しかし、新型コロナウイルスに感染しないためには、消毒薬うんぬんよりも、とにかく手洗いに時間をかけ丁寧に洗うことである。特に高齢者施設で働く介護職に携わる職員は、決められた手順に従って手を洗うことが必要である。この手洗い方法が職員1人でもおろそかになると、新型コロナウイルスのクラスターを招くことは肝に命じておくべきだ。

【注】

（1）Fujii, J., Mizoue,T., Kita,T., Kishimoto,H., Joh,K., Nakada,Y., Ugajin,S., Naya,Y., Nakamura,T., Tada,Y., Okabe, N., Maruyama, Y., Saitoh, K., Kurozawa, Y.(2015). Risk of haemolytic uraemic syndrome caused by shiga-toxin-producing *Escherichia coli* infection in adult women in Japan. Epidemiol Infect, 144(5), 952-961.

（2）橋本俊郎（1996）次亜塩素酸ナトリウムによるカットキャベツの殺菌と日持ちへの影響、茨城県工業技術センター研究報告24、44－46ページ

（3）Pan, X., Nakano, H ; (2014). Effects of Chlorine-Based Antimicrobial Treatments on the Microbiological Qualities

of Selected Leafy Vegetables and Wash Water. Food Sci.Technol, Res, 20(4), 765-774.
（4）名塚英一、稲津康弘、Bari, M. L.、川崎晋、宮丸雅人、川本伸一（2005）レタス、キャベツおよびキュウリに接種した大腸菌O157：H7の次亜塩素酸ナトリウム溶液による洗浄殺菌効、日本食品微生物学会誌22（3）、89－94ページ
（5）吉田眞一、柳雄、吉開泰信（2013）『戸田新細菌学34版』南山堂、152ページ

第4章
日本全国からトングが消えた
——総菜店のポテトサラダによるO157食中毒事件

2017

1 総菜店のポテトサラダによるO157食中毒事件

トングが犯人なのか？

2017年8月初旬、埼玉県と群馬県の県境にあった総菜のチェーン店の埼玉県熊谷市にある籠原《かごはら》店と熊谷店、また群馬県前橋市の六供《ろっく》店、連取《つなとり》店でO157食中毒事件が起きた。それぞれの店でポテトサラダを買って自宅で食べた客が下痢、腹痛等の症状を訴えて病院を受診した。この患者からO157が検出されたことにより、埼玉県、群馬県はポテトサラダを共通食材として認め、ポテトサラダが原因の食中毒と断定し、総菜店を営業停止処分にした。

下痢、腹痛などの症状を訴えた有症者は23人、うち便からO157が検出された人は20人に上った。5歳女児は溶血性尿毒症症候群（HUS）を発症し意識を失うなどして一時危篤状態に陥るも持ち直して回復した。一方、3歳女児は死亡した。この3歳女児が亡くなったのは東京都である。彼女はたまたま群馬県を訪れ、このときに総菜店の食材を喫食したが、ポテトサラダは食べていない。後日の喫食調査ではタケノコやエビの炒め物を食べたとされている。当時、聞き取り調査で彼女の食べた食材はすべて加熱処理がなされており二次感染が疑われた。すなわち誰かがポテトサラダ等の生野菜が入った総菜を食べ、その食べ残しもしくは、同じ箸やスプーン等で食べたことが予想された。

私は、当時群馬県の職員が聞き取り調査をしているのをニュースで見たことをはっきりと覚えている。小さな声でおどおどした感じで経緯についてしゃべっていた。多くの食材を挙げていたが、3歳児からよくそこまで聞いたというか親などが思い出したのを書き綴ったのかもしれないとの印象が強かった。

と、ここまではO157集団食中毒事件では、よくある話。しかしこのO157集団食中毒事件は意外な方向に向かう。

報道によると、この店では食品ごとに分ける決まりのトングが交ざっていて、そのまま放置されていたそうである。つまり、トングの使い回しだ。いろいろな総菜が並んでいるコーナーがあり、客は総菜ごとに違うトングを使うルールがあったが、つい間違えてか故意かはわからないが、同じトングで違う総菜を取っていた現場を保健所が発見したのだった。上記の「食品ごとに分ける決まりのトング」という表現によると、いろいろある総菜を少しずつ取って最後は総重量で量り売りされた方式（バイキングでの販売方式）なので、トングは量り売りされた段階で回収されるいわゆるパン屋方式ではなかったようである。
この結果、トング犯人説が急浮上しこのことがワイドショーで取り上げられた。その結果スーパーマーケット、バイキング形式のレストラン等がトングを多数揃えるため、また古びたトングは不衛生に見えるので買い換える等したため、全国のトングが売れに売れ、一時期トングが品切れ状態になった。トングを犯人にすると、総菜を取り分けた客にまで責任を押しつけることになり、盗人猛々しいとはこのことだと私は憤慨した。

野菜が科学的に消毒されていたかを問題にせよ

さて、この事件の原因を探ってみよう。それは実に簡単なポテトサラダのレシピにあった。「フレッシュコーポレーション」（群馬県太田市）が運営する総菜店「でりしゃす」は、群馬県高崎市のフレッシュコーポレーションが経営する食品加工会社が製造したポテトサラダをトラックで総菜店の各店舗に配った。

食品加工会社はポテトサラダを次のように作った。ジャガイモとニンジンを加熱し、生のキュウリやキャベツを加工して、加熱して下処理されたジャガイモとニンジンと混ぜて袋詰めにした。主な製造は機械で行っていたようで、大きな機械でジャガイモを入れてつぶしていた。

ビニール袋に１～２kgずつ小分けされたポテトサラダはトラックで各店舗に配送された。

その後の調査で、販売されたポテトサラダの冷凍サンプルからも食品加工会社の抜き取り調査でもＯ１５７は検出されていない。ただ私は、ほんの十数秒流れたテレビニュースの、「残されていた次亜塩素酸ナトリウムは期限切れであった」という言葉を聞き逃さなかった。ここまできたら読者は、生のキュウリをまっ先に疑うだろう。

また「大量調理施設衛生管理マニュアル」には「生野菜を供する場合には、必要に応じて次亜塩素酸ナトリウムを使うこと」、「弁当及びそうざいの衛生規範について」には「生食用の野菜及び果物は、特に十分洗浄し、次亜塩素酸ソーダ（遊離残留塩素１００ppm以上）に約10分間浸漬した後、十分な流水ですすぎ洗いを行う等の殺菌を行うこと」とあるのに、この会社は総菜を大量に作りながらどちらの規則も破ったままであった。これを指摘する専門家は、当時、私くらいしかいなかっただろう。

Ｏ１５７は菌を50個食べただけでも発症し、溶血性尿毒症症候群や脳症を起こして死亡する。一方、腸管出血性大腸菌を検出するためには、政府が決めた増菌培養法では少なくとも菌が１０００個以上必要だ。この差はとても大きい壁である。

ここでも厚労省は元来ＮＡＳＡが開発した宇宙食を作る衛生管理であるハサップがどうのこうのと夢物語を論じていた。それよりも「大量調理施設衛生管理マニュアル」の「必要に応じて」を省略し、「弁当及びそうざいの衛生規範」（この規範は143ページで説明する）に揃えないと二重行政だといわれてもしかたがないと思う。

地方行政も、多くの食材からO157等の菌の検出に多くの時間を割くことにはある程度見切りをつけ、共通食材を有意差を持って特定し、予想される生野菜や生果物がきちんと科学的に消毒されていたかどうかを問題にせよ。

それにしても、2016年千葉県と東京都の老人ホームで起きたO157集団食中毒事件のニュースと埼玉県と群馬県でのO157食中毒のニュースを比べると、100倍、いや1000倍ポテトサラダ事件のほうが大きい。この事件を複雑にしているのは、総菜の販売法として、ポテトサラダ、マリネ、コールスローなどが、ふたのない状態で大皿に入れられ、トングによって好みの量を盛りつける、いわゆる量り売り形式で販売されていたという事実だ。よって、トングが使い回しされていたため、前橋市はトングによる二次感染を疑った。その後、全国のトングを使う食品店では、新たなトングを求め、トングの発注が急増したためトングが一時日本中で品切れとなる事態が生じた。

全国からトングがなくなるなど前代未聞だ。新型コロナウイルスではマスクやアルコール消毒液が一時店頭から消えたが、感染症と全く関係のないトングが消えるなんてことはあってはならない。

マスコミは変な憶測を呼ぶものについては、よく吟味して報道する必要がある。私たちは感染症の報道がいかに偏っているかを知り、その偏りをどう自分で補正していくかが、生きていくうえで非常に大切な時代に入ったと思う。

道のり長く――記事が掲載された2つの根拠

ポテトサラダによるO157食中毒事件のことは、次頁図1「朝日新聞」朝刊「私の視点」「O157食中毒　生野菜・果物　殺菌徹底を」（2017年9月14日）の冒頭に記した。この掲載までの道のりは長く、私にとって力の限りを尽くした感がある。2016年11月1日、最初に「朝日新聞」「私の視点」に投稿。12月8日、「投稿以来、1カ月が過ぎましたが、現在どのような状況ですか？」とメールで尋ねる。翌2017年6月14日、「東京本社で最終選考にあたるセクションの担当者（複数）に諮《はか》ったのですが、ご希望に添えない結果となってしまいました。申し訳ありませんでした。東京の担当者より採否の連絡を差し上げるべきところ、それもできておらず、申し訳ございません」と不採用の通知がメールで来る。

2017年8月25日10時28分、「朝日新聞さま　昨年没になった投稿を改めて大きく書き直して出します。よろしくお願い申し上げます」と再投稿。13時58分、「いつもありがとうございます。論文拝受いたしました。御礼申し上げます」との返事。14時38分、すかさず、「前回のよ

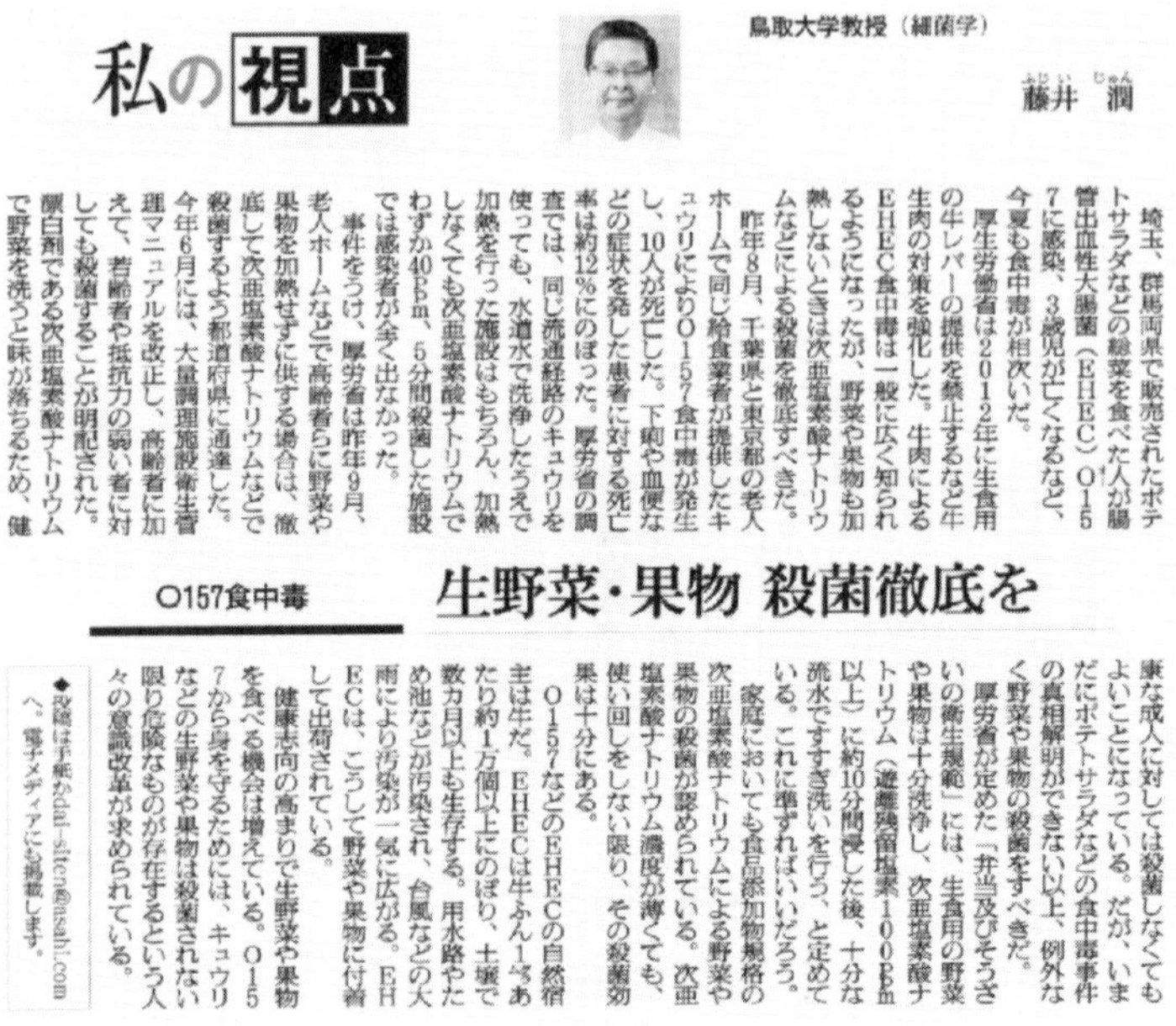
私の視点

鳥取大学教授（細菌学）
藤井《ふじい》　潤《じゅん》

O157食中毒
生野菜・果物 殺菌徹底を

埼玉、群馬両県で販売されたポテトサラダなどの総菜を食べた人が腸管出血性大腸菌（ＥＨＥＣ）Ｏ１５７に感染、3歳児が亡くなるなど、今夏も食中毒が相次いだ。

厚生労働省は２０１２年に生食用の牛レバーの提供を禁止するなど牛生肉の対策を強化した。牛肉によるＥＨＥＣ食中毒は一般に広く知られるようになったが、野菜や果物も加熱しないときは次亜塩素酸ナトリウムなどによる殺菌を徹底すべきだ。

昨年8月、千葉県と東京都の老人ホームで同じ給食業者が提供したキュウリによりＯ１５７食中毒が発生し、10人が死亡した。下痢や血便などの症状を発した患者に対する死亡率は約12％にのぼった。厚労省の調査では、同じ流通経路のキュウリを使っても、水道水で洗浄したうえで加熱を行った施設はもちろん、加熱しなくても次亜塩素酸ナトリウムでわずか40ppm、5分間殺菌した施設では感染者が全く出なかった。

事件をうけ、厚労省は昨年9月、老人ホームなどで高齢者らに野菜や果物を加熱せずに供する場合は、徹底して次亜塩素酸ナトリウムなどで殺菌するよう都道府県に通達した。今年6月には、大量調理施設衛生管理マニュアルを改正し、高齢者に加えて、若齢者や抵抗力の弱い者に対しても殺菌することが明記された。

漂白剤である次亜塩素酸ナトリウムで野菜を洗うと味が落ちるため、健康な成人に対しては殺菌しなくてもよいことになっている。だが、いまだにポテトサラダなどの食中毒事件の真相解明ができない以上、例外なく野菜や果物の殺菌をすべきだ。

厚労省が定めた「弁当及びそうざいの衛生規範」には、生食用の野菜や果物は十分洗浄し、次亜塩素酸ナトリウム（遊離残留塩素１００ppm以上）に約10分間浸した後、十分な流水ですすぎ洗いを行う、と定めている。これに準ずればいいだろう。

家庭においても食品添加物規格の次亜塩素酸ナトリウムによる野菜や果物の殺菌が認められている。次亜塩素酸ナトリウム濃度が薄くても、使い回しをしない限り、その殺菌効果は十分にある。

Ｏ１５７などのＥＨＥＣの自然宿主は牛だ。ＥＨＥＣは牛ふん1㌘あたり約1万個以上にのぼり、土壌で数カ月以上も生存する。用水路やため池などが汚染され、台風などの大雨により汚染が一気に広がる。ＥＨＥＣは、こうして野菜や果物に付着して出荷されている。

健康志向の高まりで生野菜や果物を食べる機会は増えている。Ｏ１５７から身を守るためには、キュウリなどの生野菜や果物は殺菌されない限り危険なものが存在するという人々の意識改革が求められている。

◆投稿は手紙かdai-siten@asahi.comへ。電子メディアにも掲載します。

図１　「朝日新聞」「私の視点」に掲載された「O157食中毒　生野菜・果物　殺菌徹底を」（2017年９月14日付）

うに没のときは、半年を経過することなく早めにお知らせ下さい。次は○○新聞、その次は××新聞と送りますので。今、ホットな話題なのでこちらは急いでいることをお察し下さい」。これは、前に没にされた怒りが収まらないまま書いたため、ほとんど脅迫文になってしまった（反省）。

２０１７年８月31日、「ご投稿をいただきありがとうございました。ぜひ採用させていただきたく存じます」とのメール連絡。

「前橋の食中毒ですが、今、ＮＨＫによると、子どもが１人亡くなったそうで、3時から県が会見をします。その部分は、こちらで直して、最終版を夕方お送りします。よろしくお願いいたします」とメールした。

今思えば、掲載されたのには二つの根拠があったと思う。それを記載する。

一つはインターネットで「弁当及びそうざいの衛生規範について」を見つけたことである。そこにははっきりと「生食用の野菜及び果物は、特に十分洗浄し、次亜塩素酸ソーダ（遊離残留塩素100ppm以上）に約10分間浸漬した後、十分な流水ですすぎ洗いを行う等の殺菌を行うこと」と定められていた。やったと思った。「弁当及びそうざいの衛生規範」には、例の「必要に応じて」がなかった。ただ最終第3次改正が1996年の大阪堺市の学校給食によるO157食中毒事件の前の年1995年10月12日（衛食第188号・衛乳第211号・衛化第119号）であったことにビックリした。「弁当及びそうざいの衛生規範」の最終改正から22年も経過している。今でも通用しているのかが私の最大の関心事であった。そこで、「弁当及びそうざいの衛生規範」は今でも有効であるかとメールで質問した。

返信は2017年9月5日に来た。「ご質問について回答いたします。弁当及びそうざいの衛生規範（昭和54年6月29日環食第161号）（最終改正平成7年10月12日）につきましては、現在も営業者による食品の衛生的な取扱等の指針となるものであります。よろしくお願いいたします（厚生労働省医薬・生活衛生局食品監視安全課）」。

2つ目の根拠は掲載1日前、「前橋の食中毒ですが、今、NHKによると、子どもが1人亡くなったそうで、3時から県が会見をします」とメールした旨を前述したように、非常に痛ましいことではあるが、掲載の緊急性が高まる事件が起きたということである。2017年8月、埼玉県と群馬県の総菜店でO157の集団食中毒事件が発生した。不幸にして3歳女児が死亡したが、8月31日の採用通知に繋がった。そしてついに2017年9月14日、朝日新聞朝刊の「私の視点」欄に私の論考「O157食中毒　生野菜・果物　殺菌徹底を」が掲載された。

汚染された原因物質を追跡せよ（トレーサビリティ）

さて、このポテトサラダ事件であるが、原因となったO157の遺伝子パターンを用いたトレーサビリティ（原因食を農産物や製造品の生産者や流通経路等から遡って調べること）が続いていた。2017年の当時、各自治体はO157の菌の遺伝子パターンをPFGE（Pulsed-Field Gel Electrophoresis／パルスフィールドゲル電気泳動）と呼ばれる方法で調べていた。埼玉県と群馬県の総菜店においてポテトサラダを食べて下痢や腹痛を発症した複数患者の便からO157が検出された場合において、PFGEではO157のパターンは同一であるべきである。

またポテトサラダを作った工場において、もし冷凍保存していたポテトサラダのサンプルからＯ１５７が検出されれば、ＰＦＧＥの遺伝子パターンは同じであるべきだ。人間の顔にいろいろなパターンがあるように、Ｏ１５７も遺伝子にいろいろなパターンがある。Ｏ１５７で汚染された共通食材が見つかった場合には患者の便から検出された遺伝子パターンと共通食材から検出されるＯ１５７の遺伝子パターンが同じであれば、食中毒事件となって統計に残る。

ただ、この方法は検査する装置や寒天（ゲル）等の消耗品にお金がかかり判定するのも難しいものであった。そこで国立感染症研究所は２０１７年からＰＦＧＥより安くて簡単な方法、ＭＬＶＡ法（Multiple Locus Variable number tandem repeat Analysis／反復配列多型解析法）に切り替えてＯ１５７の遺伝子背景が同じかどうかを調べていた。するとポテトサラダ事件で多数の患者から検出されたＯ１５７はＭＬＶＡ法で当然同じ遺伝子パターンを持っており、またベロ毒素2型のみ産生していた。通常検出されるＯ１５７はベロ毒素1型と2型の両方を産生するのでベロ毒素2型のみ産生していたＯ１５７は注目され、国立感染症研究所はこのＯ１５７を17ｃ０１３株と命名し、各都道府県が検査を依頼した患者の便から検出されたＯ１５７をＭＬＶＡ法で調べた結果、東京都を中心に11都県91人にも及んでいたことを突き止めた。

この報告を受けた厚労省はあわてふためいたに違いない。直後に行った厚労省の調査では15都県で17ｃ０１３株が見つかった。もしかしてこの広域にわたるＯ１５７ 17ｃ０１３株に汚染された共通食材を見過ごしてしまったかもしれない、早くこの食材を見つけないと、またどこかで17ｃ０１３株の集団食中毒事件が起きるかもしれない、夏休みが終わり学校給食が始まる前のこの時期にと思ったに違いない。

そこで厚労省は9月1日、健感発０９０1第2号、薬生食監発０９０1第3号「腸管出血性大腸菌による食中毒等の調査及び感染予防対策の啓発について」と題して全国の自治体に、今でいうクラスター調査を行うよう指示した。さらに、このクラスター（同一病原微生物による小規模集団感染）調査のために「腸管出血性大腸菌感染症・食中毒打合せ等会議の開催について」として２０１7年9月20日13時30分～16時、厚生労働省6階共用第7会議室にて非公開で会議を開いた。出席者を「都道府県等衛生主管部局感染症・食中毒担当者と国立感染症研究所」としていたから全国集会である。厚労省の焦りや切迫感が伝わってきた。

その結果は、２０１7年11月20日健感発１１２０第1号、薬生食監発１１２０第1号「腸管出血性大腸菌感染症・食中毒事例の調査結果取りまとめについて」と題した通達で全都道府県が知ることになる。17ｃ０１３株で汚染された共通食材は見つからなかったとの知らせであった。

全国の衛生主管部局感染症・食中毒担当者はどう思ったのだろうか。まず比較する調査がないので、ご苦労様としか言えなかったのではないだろうか。私たちはわかりやすいように図2を作成した。

図 2　同じ遺伝子 EHEC　O157（17c013株）の分布図

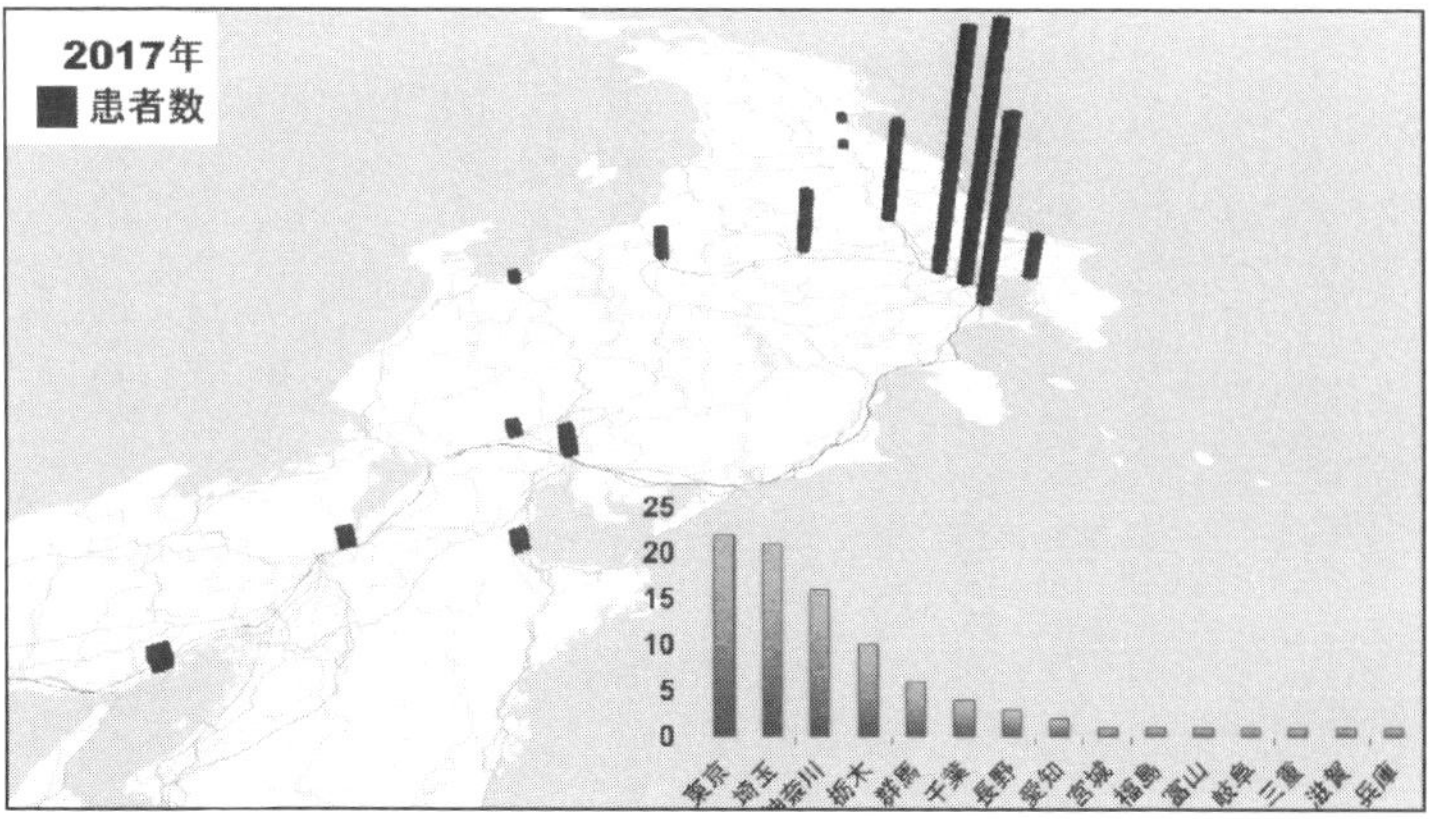

この図を見て考えるには、あまりにも範囲が広すぎて共通食材はわかりっこないと思ったが、次に記載する米国とカナダで起きた腸管出血性大腸菌O121による食中毒事件のスケールがもっとすごい。

2 とてもかなわない米国・カナダの科学力

小麦粉によるO121の事件

2017年の日本のポテトサラダ集団食中毒事件とほぼ同時期に起きた米国とカナダでの小麦粉による腸管出血性大腸菌O121の事件である。このO121食中毒事件の米国側の経緯は2017年の『The New England Journal of Medicine』に掲載された。[1] カナダの報告は『CCDR (Canada Communicable Disease Report)』というカナダ政府の公衆疫学的機関誌から出された。[2] 医学研究者なら誰でも憧れる雑誌で、2023年のインパクトファクターは158・5というお化け雑誌である。一般的に憧れる『ネイチャー』という雑誌の2019年インパクトファクターは64・8なのでおよそ2倍近くあるこの論文のすごさが理解できると思う。まず図3で事件の全容を示す。

Aは、『The New England Journal of Medicine』に掲載された、全米のO121小麦粉食中毒事

図３　2015～2017年，アメリカとカナダで起きた
小麦粉による腸管出血性大腸菌 O121の大規模感染の全容

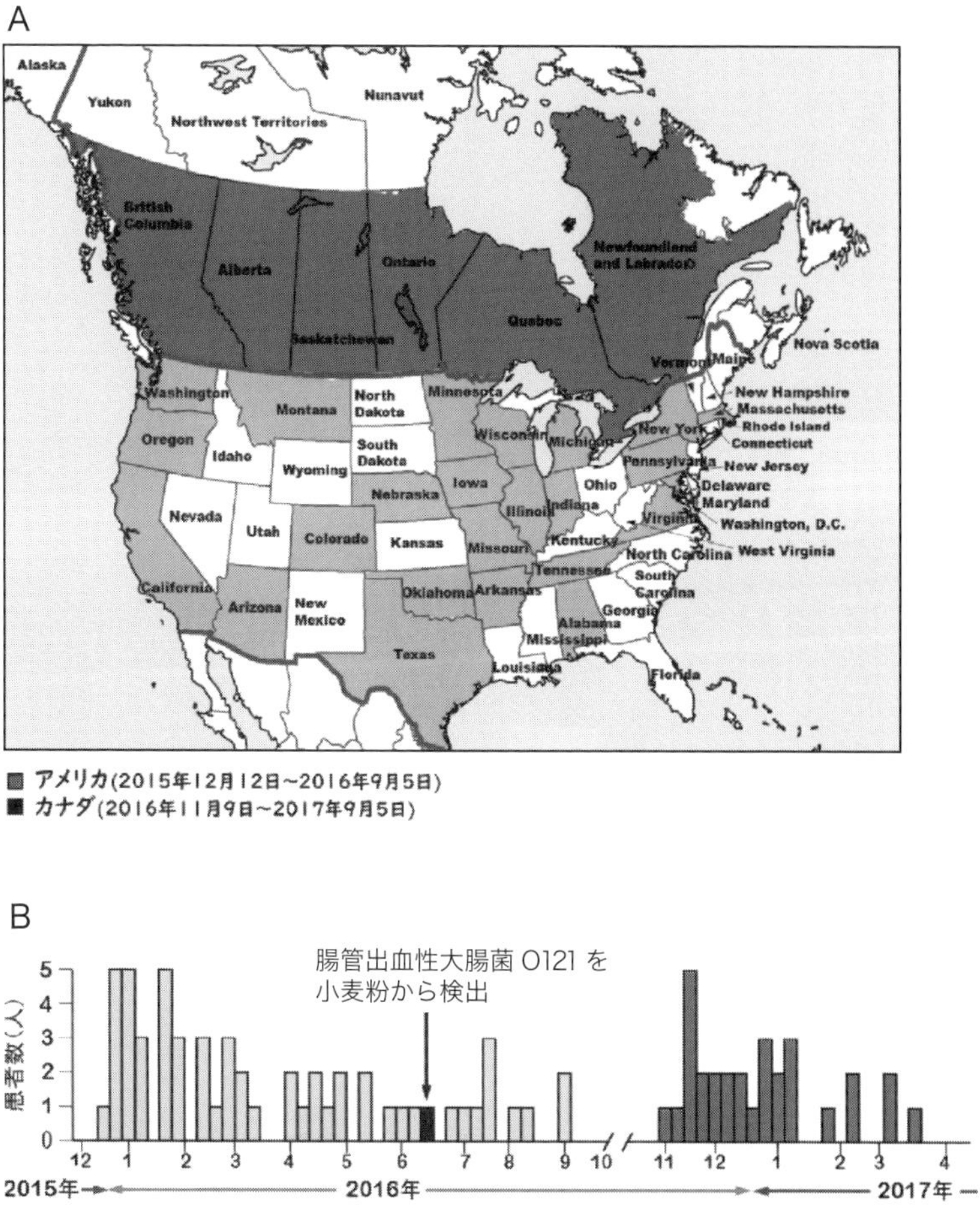

件が起きた州に、カナダの同事件が起きた州を加えたもの。Bは、同じく『The New England Journal of Medicine』に掲載された、米国の患者数の推移を表したものにカナダの患者数のそれを加えたもの。私が驚いたことは3点ある。

① Aを見ると、米国の患者が発生した州は南北の広域にわたっているのに対してカナダは国境に接した州であり、互いの情報網でカナダはこの集団感染を国境で食い止めている。

② Bが表すように、FDA（Food and Drug Administration／米国食品医薬品局）は6月下旬、アリゾナ州及びオクラホマ州の患者の家庭から採取した「General Mills」社の小麦粉の検体からO121を検出するのに成功している。実に事件発生から半年もかけて必死の調査が行われていたことに感服した。日本のポテトサラダ事件はO157の遺伝子パターンを決定してわずか2カ月で諦め、国民に謝罪した。

③ 小麦粉は大量に出回っていたにもかかわらず、溶血性尿毒症症候群（HUS）の発症者や死者が出ていない。また米国とカナダでは1日に5人以上の患者が出ていない。

論文とCDC（米国疾病予防管理センター）の速報から米国での経過を詳しく説明する。O121集団食中毒の発生2015年12月21日から2016年9月5日の間であった。患者の年齢は

1歳から95歳、年齢中央値は18歳で、患者の81％が女性であった。これは日本と同じで、女性のほうが腸管出血性大腸菌感染のリスクが高いと思われる。ＣＤＣとＦＤＡは連携して複数州におけるＯ１２１食中毒の集団発生に関して調査を行った。米国では６月28日時点で、21州から42人のＯ１２１集団感染株の感染例が報告されていた。11人の患者が入院したが、腎不全を起こす溶血性尿毒症症候群を発症した患者及び死亡者は出ていない。以上が論文の要点である。

ではどのようにして原因が小麦粉であるとわかり、それからどのように対応したかをＣＤＣのホームページから列挙してみた。

（1）ＣＤＣとＦＤＡは、Ｏ１２１の患者のうち10人は自宅で頻回パンを焼いて食べていたことをつかんでいた。さらにＯ１２１に感染した３人の子どもはメリーランド、バージニア、そしてテキサスの各州のレストランで未調理の小麦粉に曝露していたことが判明した。驚くべきことに料理ができ上がるまで子どもに生の小麦粉で遊ばせていたのである。重症者が出なかったのが不思議に思える。

（2）聞き取り調査が行われ、パン焼きのオッズ比は8.79（95％ＣＩ 2.39～32.24）、General Mills 社の小麦粉ブランド曝露のオッズ比は21.04（同4.69～94.37）であった。多変量解析においてミズーリ州カンザスシティの General Mills 社の小麦粉が有意差を持って関連していることが判明した。

（3）そこでミズーリ州など複数の州でGeneral Mills社の小麦粉が調べられた。

（4）これを受けGeneral Mills社は5月31日、いくつかの異なるサイズ及び種類の小麦粉（Gold Medal Flour, Gold Medal Wondra Flour及びSignature Kitchens Flour）をO121の汚染の可能性があるとしてリコールした。

（5）ようやく2016年6月初旬のFDAの検査で、コロラド州の患者の家庭から採取された General Mills社の小麦粉の開封された検体からO121集団感染株が分離された。2015年12月に患者が報告されて半年後のことである。この小麦粉は、当初のリコールに含まれたロット由来であった。FDAは2016年6月下旬、アリゾナ州及びオクラホマ州の患者の家庭から採取したGeneral Mills社の小麦粉の検体からO121を再度分離した。オクラホマ州で採取された小麦粉は、当初のGeneral Mills社のリコールには入っていなかった。

（6）General Mills社は2016年7月1日、同社の小麦粉（Gold Medal Flour, Gold Medal Wondra Flour及びSignature Kitchens Flour）の追加ロットを含め、リコールを拡大した。

そしてCDCは、

（1）小麦粉の消費者、レストラン、小売店はリコールされた小麦粉を使用、提供または販売しない。
（2）リコールされた小麦粉であるか他の小麦粉であるかにかかわらず、レストラン及び小売店は、パンの「キジ」または「コロモ」を味見しない。
（3）パンの生の「キジ」を顧客に提供したり、子どもや他の客に生の「キジ」で遊ばせない。
（4）パンの消費者に対しては生の「キジ」または生の「コロモ」で作られた製品はよく焼いてから摂取すること。

以上を勧告した。日本では嘘のような「ほんと」の事件であった。日本では考えられない「小麦粉」が感染源であり、しかも共通食材がパンであった。ポテトサラダ事件の共通食材は解明できなかったが意外な盲点があったかもしれないと考えている。

ＣＤＣは、米国軍隊の一部である。いざというときにはアフリカまで駆けつける。そのＣＤＣが総がかりで聞き取り調査を行った。しかもＦＤＡという、これまた大きな組織が加わった。いうなれば、厚生労働省と農林水産省が直接調査に乗り出したというようなことだ。この部隊は聞き取り調査から、共通食材をパンとして挙げ、小麦粉の会社まで聞き取り調査を行って断定している。断定しているとは疫学的に有意差を持って国民に訴えているのと同じだ。そうして事件が始まって半年で小麦粉からＯ１２１を検出している。そのためにＯ１２１の全塩基配列（全遺伝子情報）を決定して、Ｏ１２１を検出するためのＰＣＲキットまで開発して企業に多量に販売させている。もちろんＰＦＧＥも用いている。そうして企業に小麦粉のリコールをさせ、国民にパンを焼く前の「キジ」や「コロモ」の味見をしない、子どもにそれらで遊ばせないことを徹底させた。リコールに入っていない小麦粉まで見つけ、リコールを拡大させている。この情報は国境を接するカナダにも伝えられ、米国でリコールされた小麦粉を使わないように通達している。こうして米国21州、カナダ６州に及んだＯ１２１の大捕物は終わりを告げた。
これが感染症の先進国の一例だ。

【注】

（１）Crowe, S. J., Botticho, L., Shade, L. N., Whitney, B. M., Corral, N., Melius, B.,... Neil, K. P. (2017). Shiga Toxin-producing *E. coli* infections Associated with four. N Engl J Med, 377(21), 2036-2043.

（２）Morton, V., Cheng, J. M., Sharma, D., Kearney, A. (2017). An outbreak of Shiga toxin-producing *Escherichia coli* O121 infections associated with flour-Canada, (2017). Can Commun Dis Rep, 43(7-8), 154-155.

第5章
腸管出血性大腸菌O157の概説

1 人獣共通感染症としての腸管出血性大腸菌感染症

現在の知見からO157とはどのような細菌であるのか、概説をまとめておこう。

大腸菌とは

腸管出血性大腸菌（enterohemorrhagic *Escherichia coli*：EHEC）O157は、牛が多く保菌しており、ヒトに感染する人獣共通感染症の原因菌である。

そもそも大腸菌とは、ヒトの大腸や便の中で0・1%を占める善玉菌であり、ビタミン類を産生し、そのビタミン類は腸から吸収される。これは単なる言葉の定義であり、下痢を起こす一群の大腸菌を下痢原性大腸菌と呼び、およそ6種類ある。すべての下痢性大腸菌は強毒となる危険性がある。腸管以外での感染による疾患もあり、女性に多い膀胱炎や腎盂腎炎がそれである。大腸菌は小児に髄膜炎を起こすこともある。普通よくある病原性のない大腸菌（K－12）

表1　下痢原性大腸菌

下痢原性大腸菌	感染部位	病原因子	症状
腸管病原性大腸菌(EPEC) enteropathogenic *E. coli*	小腸	A/E 病変 (attaching and effacing lesion)	水様性下痢
毒素原性大腸菌(ETEC) enterotoxigenic *E. coli* (ETEC)	小腸	易熱性毒素 耐熱性毒素	コレラ様の水様性下痢
腸管組織侵入性大腸菌(EIEC) enteroinvasive *E. coli*	大腸	腸粘膜への菌の侵入	血液や膿が混じった赤痢様下痢
腸管出血性大腸菌(EHEC) enterohemorrhagic *E. coli*	大腸	志賀毒素1 志賀毒素2 (Stx1, Stx2) A/E 病変	出血性下痢，溶血性尿毒症症候群，急性脳症
凝集付着性大腸菌(EAEC) enteroaggregative *E. coli*	小腸	細胞付着性 耐熱性の腸管毒	軽症の下痢
均一付着性大腸菌(DAEC) diffusely adherent *E. col*	小腸	2種類のアドヘジン	乳幼児の下痢症

（*Escherichia coli*：*E. coli*：大腸菌）

の全遺伝子の大きさ（ゲノムサイズ）は460万塩基対（bp）であり、病原性が加わるとこの全ゲノムサイズが増えることになる。現在知られている下痢性大腸菌の感染部位、病原因子、症状をまとめる（表1）。

大腸菌はマカロニのような形状をしており、その直径は0・4～0・7㎛であり、長さは1～3㎛である。マカロニのように中心部は抜けてはいないが。1㎛は1㎜の1000分の1なのでもちろん人の目には見えない。しかし、普通の光学顕微鏡なら見える。

大腸菌をざっくり分類するのに血清型（細胞表面の抗原を基に分類した細胞の型）を決める方法がある。菌体に対する抗原をO《オー》抗原（細胞壁由来）と呼び、鞭毛に対する抗

図1　腸管出血性大腸菌 O157：H 7 の電子顕微鏡写真

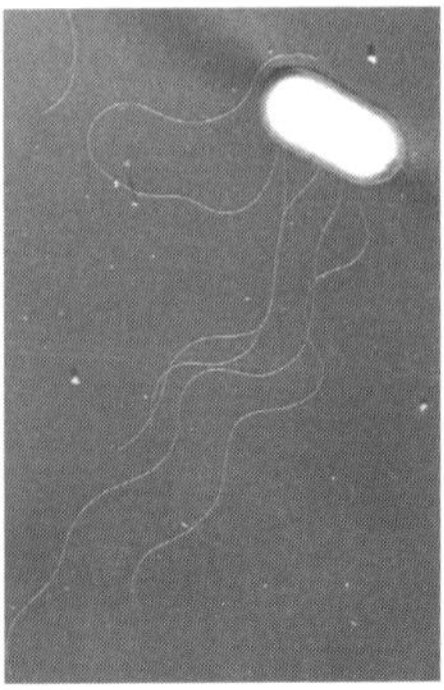

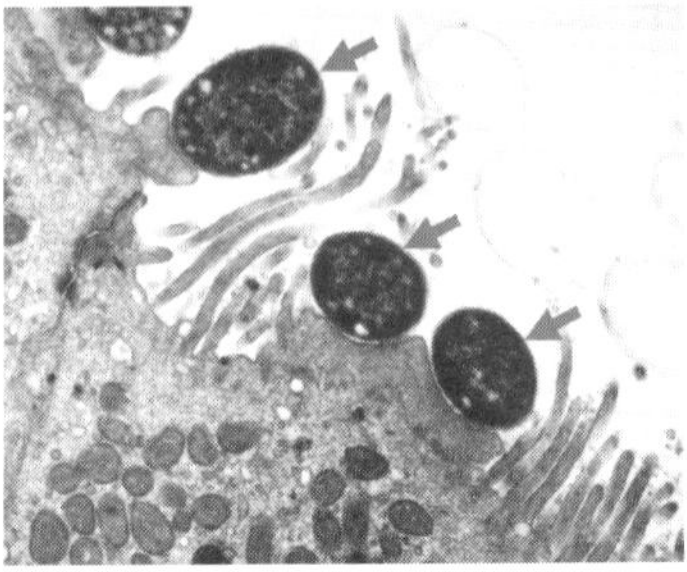

STEC の Attaching and Effacing（A/E）病変

原をH《エイチ》抗原（鞭毛由来）と呼ぶ。同じ大腸菌類をブタに注射して菌体に対する抗体を精製したのが抗血清である。現在、菌体に関するO抗原には約187、H抗原には約56の型がある。H抗原は鞭毛なので取れやすいうえ、温度によっては発現しなかったりする。すなわち「O157：H7」と表記されることは「157番目に発見されたO抗原と7番目に発見されたH抗原をもつ大腸菌」を示す。

ちなみに、「病原性大腸菌O－157」という表記は間違いである。「性」は入れない。英語の pathogenic *E.coli* を日本語で表す場合は「病原大腸菌」とする。これはO157の祖先である腸管病原性大腸菌と区別するためである。

また、O－157のハイフンは不要である。日本独自の表記は改めるべきである。これは、「ゼロイチゴナナ」と読むことを防ぐために日本のマスコミが作り出した表記である。実際、PubMed という世界の論文の検索エンジンでO－157と検索すると、日本人の論文しかヒットしない。

図2　大腸菌の進化

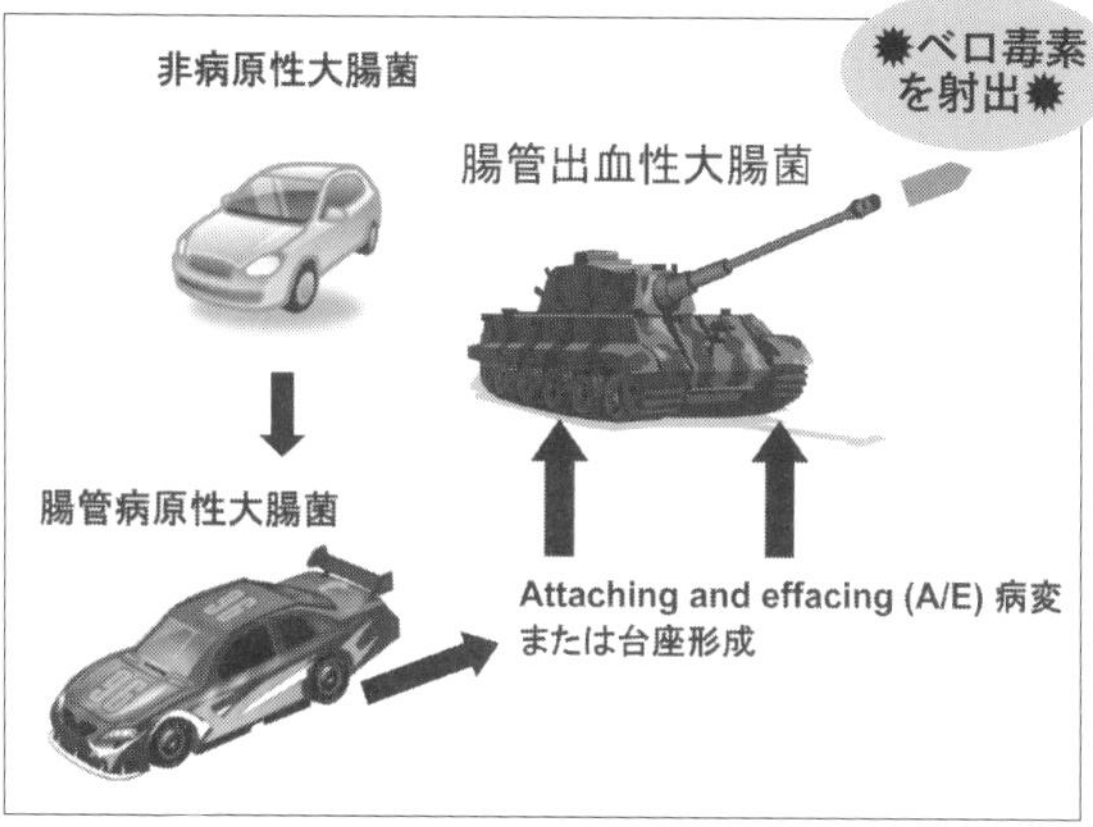
非病原性大腸菌
腸管出血性大腸菌
✸ベロ毒素を射出✸
腸管病原性大腸菌
Attaching and effacing (A/E) 病変
または台座形成

ベロ毒素とは

経口摂取された腸管出血性大腸菌は、胃酸による殺菌に抵抗して大腸に達し、腸管病原性大腸菌（enteropathogenic *Escherichia coli*；EPEC）と同じくattaching and effacing lesion（A／E病変）を形成し、定着・増殖して、ベロ毒素を産生し、全身性疾患を引き起こす。出血大腸炎、溶血性尿毒症症候群（HUS）、急性脳症の病態はこのベロ毒素に起因する。ベロ毒素はRNA N－グルコシダーゼ活性というタンパク合成に必要なDNAからmRNAに翻訳するリボソームを失活させて、真核細胞のタンパク合成を阻害する。この酵素反応は生物化学兵器として製造・輸入がきびしく制限されているリシン（Ricin）と同じである。

腸管出血性大腸菌は、「ベロ毒素産生大腸菌」、「志賀毒素産生大腸菌」とも呼ばれるが、日本においては「ベロ毒素」という言葉を使用することが何故か慣例となっているが、１９９７年、米国と日本の研究者は赤痢菌を発見した志賀潔の名前に因んで「志賀毒素」と呼ぶことにした。１９９７年という年は、志賀潔が赤痢菌を発見して１００年が経った記念の年でもあった。そのため国際論文は、verotoxin-producing *E. coli*; VTEC というよりも Shiga toxin-producing *E.coli*; STEC が主流である。今「ベロ毒素」と呼んでいるのは、カナダ人である。それは、カナダ人のコノワルチャクが最初にベロ細胞に毒性を持つ大腸菌を発見したからで、彼の業績を称えてのことである[1]。日本人は「ベロ毒素」と呼ぶより、日本人名の「志賀毒素」と呼ぶべきなのである。

志賀毒素（Stx）は主に2つあり、志賀毒素1（Stx1a）、志賀毒素2（Stx2a）と表記される。腸管出血性大腸菌には主に3つの毒素産生パターンがある。

① 志賀毒素1のみを産生するもの
② 志賀毒素2のみを産生するもの
③ 志賀毒素1と2を両方産生するもの

最も強毒な腸管出血性大腸菌は、②の志賀毒素2のみを産生するものだ。これは、疫学的に腸管出血性大腸菌感染で重症化する割合が多い順から、志賀毒素2のみを産生するもの➡志賀毒素1と2を両方産生するもの⬇志賀毒素1のみを産生するもの、となっている。またマウスを使った腸管出血性大腸菌を経口感染させた動物実験でも志賀毒素2のみを産生するもののほうが志賀毒素1と2を両方産生するものよりも死亡率が高い[2]。

表２　ベロ毒素の種類

Shiga toxin family	英語名	溶血性尿毒症症候群を起こす毒素
赤痢菌が産生する志賀毒素	Stx	＋
腸管出血性大腸菌が産生するベロ毒素	Stx1a	＋
	Stx2a Stx2c	＋

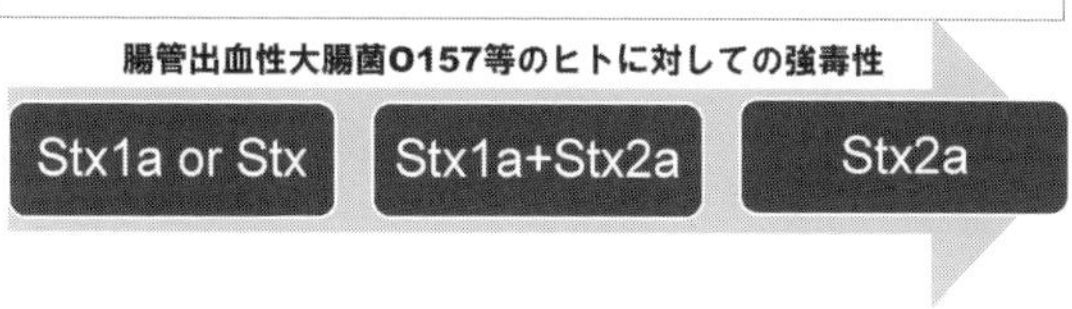

イムノクロマト法による迅速検査キットでは、15分で志賀毒素の型別が明らかになることから、都道府県の保健所や国立感染症研究所は、積極的に腸管出血性大腸菌がどのタイプの毒素を分泌するか明らかにするとともにマスコミもこの点を重視して発表するべきである。

腸管出血性大腸菌が産生するベロ毒素の受け手、いわゆるベロ毒素のレセプターは、Gb3（globotriaosylceramide；Gb3）と呼ばれる糖脂質であることがわかっている[3]。このレセプターが腎臓に多いか、脳に多いかによって腸管出血性大腸菌感染後に溶血性尿毒症症候群（HUS）を発症するか脳症を発症するかが決まる。

また、ベロ毒素レセプターは炎症によっても増えることが報告され、特に白血球数の増加は重要だ。著しい白血球数の増加が感染初期から見られる患者は、ベロ毒素レセプターが脳に特に多く発現して、死亡の危険性が高まっていると判断するべきだと思う。

1990年埼玉県のある幼稚園で、O157に汚染された井戸水によって260人が感染し、2人が死亡するという痛ましい事件があった。その2人のうち1人は、下痢発症後わずか3日で亡くなったのだが、溶血性尿毒症症候群の診断基準を満たしていなかったことが報告された。この症例では、4万2300／㎥もの白血球の増加があり、剖検した結果、脳がパンパンに腫れており急性脳症を発症していたことが判明している。

そもそもGb3はヒトでは本来の機能がわかっていない。もともとベロ毒素と結合する受容体Gb3をヒトが保有していたとは考えにくく、今でも何らかの生体機能を持っているか、かつては生体機能を有していたがその生体機能が退化してしまったかのどちらかであろう。

腸管出血性大腸菌感染症

潜伏期間と主要症状

口から侵入した腸管出血性大腸菌は、胃酸に耐え、小腸を経て、大腸に定着し感染が成立する。大腸に定着するためには、鞭毛構造を持つ注射針のようなものからエフェクターというタンパク質を大腸上皮細胞に注入することが知られている（A／E病変）。
腸管出血性大腸菌が体内に侵入し、発症するまでを潜伏期間と呼ぶ。この潜伏期間が重要だ。

図３　腸管出血性大腸菌感染症の臨床経過

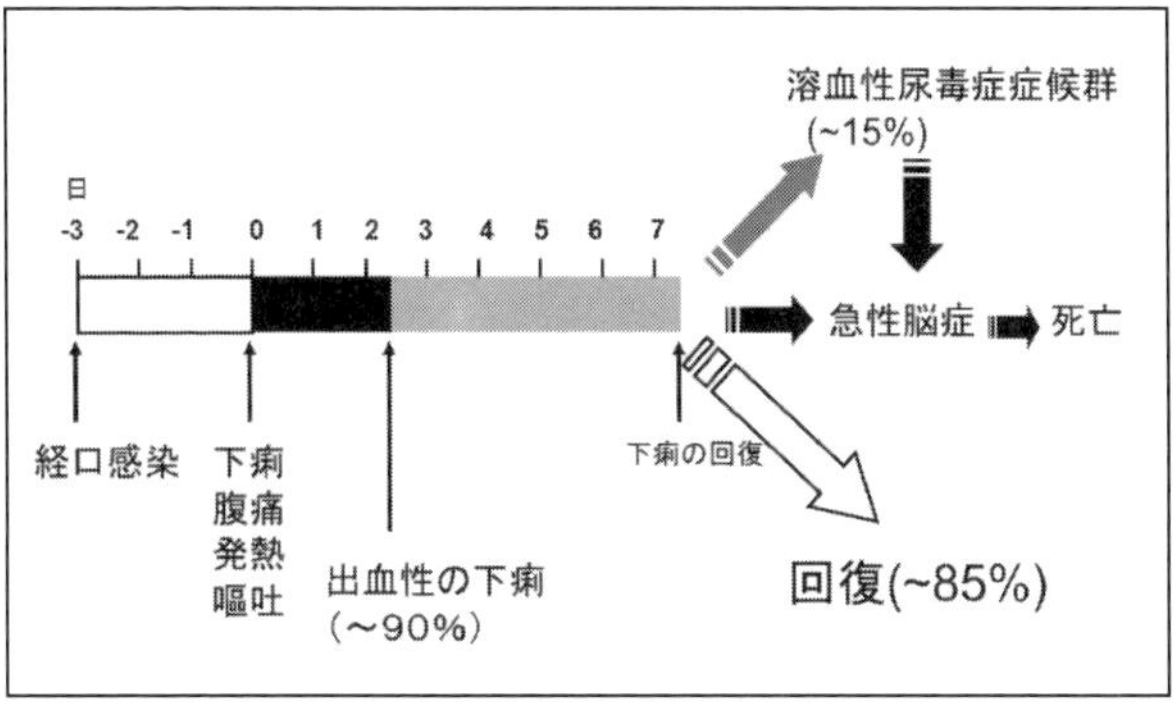

Tarr PI, Gordon CA, Chandler WL : Shiga-toxin-producing Escherichia coli and haemolytic uraemic syndrome. *Lancet* 365:1073-86, 2005 より改訂引用

一般的には、3日～7日といわれているが、私は概ね2日～最長で12日であり、平均は3日として医学生に説明している。これは、一刻も早くベロ毒素の吸収を止めなければ死に至る病であり、早期発見のためには3日をめどに患者を治療することが大切だからだ。

無症状保菌者も存在するが、典型的な症状としては、刺すような腹痛、水溶性の下痢、発熱、嘔吐を示す。約90％の患者は、下痢発症後2～3日目に多量の血液が混じった水様血便となる。発症後、1週間で約85％は回復に向かうが、約15％は重症化して溶血性尿毒症症候群や急性脳症を引き起こす。ベロ毒素が大腸から吸収され、血液によって腎臓や脳に移行していくのである。

溶血性尿毒症症候群とは、急性腎不全、溶血性貧血、血小板減少の3主徴を伴う疾患である。

急性脳症は、意識消失や痙攣をきたし人工呼吸器を必要とする場合もあり、急性脳症は致命傷となる。

余談だが、溶血性尿毒症症候群は1955年にドイツのガッサーらにより報告された[4]。私は、九州大学の医学部図書館で、ガッサーらのこの原著を発見した。さすがは九州大学、よく50年以上も前の本を残していたものだと感動した。読んでみると小児の5例中3例がクランフェ、いわゆる痙攣を伴うと書かれていた。溶血性尿毒症症候群は腎臓に特化した疾患ではなく、脳も程度の差こそあれ、障害されている可能性を指摘していると判断できる。よってO157感染によって溶血性尿毒症症候群を起こした患者は、中枢神経症状に対しても注意深い観察が必要である。特に精神遅滞はないか、てんかん発作を生じていないかを注視すべきだ。

新型コロナウイルスが脳に感染することはすでに報告されている。したがって新型コロナウイルスに感染して、CTやMRIで異常が見つかり、新型コロナウイルス感染との因果関係がはっきりすれば「脳炎」と呼ぶ。一方、O157やインフルエンザウイルスによる中枢神経障害の場合、細菌やウイルスは脳に感染しないので、「脳症」と呼ぶ。

二次感染とその予防

腸管出血性大腸菌の最少発症菌量は50個とごく僅かであるため、ヒト➡ヒト感染が成立する。わが国では腸管出血性大腸菌の集団感染は、毎年保育所からの報告例が多い。そのため、おむつ交換時の手袋の着用と手洗いの徹底が重要である。

また、簡易プールでの二次感染も報告されており、一次感染者の対応が重要である。

この他、離乳食を作る際に用いるミキサーの消毒も欠かせない。

高齢者施設においても二次感染を予防するため、要介護者のおむつ交換時の手袋着用と手洗いの徹底、さらには便で汚染された衣類や寝具の消毒も重要である。厚労省は保育所や介護老人保健施設の従業員に対して月１回以上の検便検査を通知している。

二次感染のおそろしさについては、第３章「死亡診断書の書き方によって見過ごされた二次感染」（１２７ページ）で既に述べた。

腸管出血性大腸菌保有動物

牛の腸管出血性大腸菌保有率

腸管出血性大腸菌血清型O１５７やO26の農場での牛の保有状況調査が、全国24自治体３３

図４　腸管出血性大腸菌感染症の月別感染者発生と牛のO157月別保菌率の関連

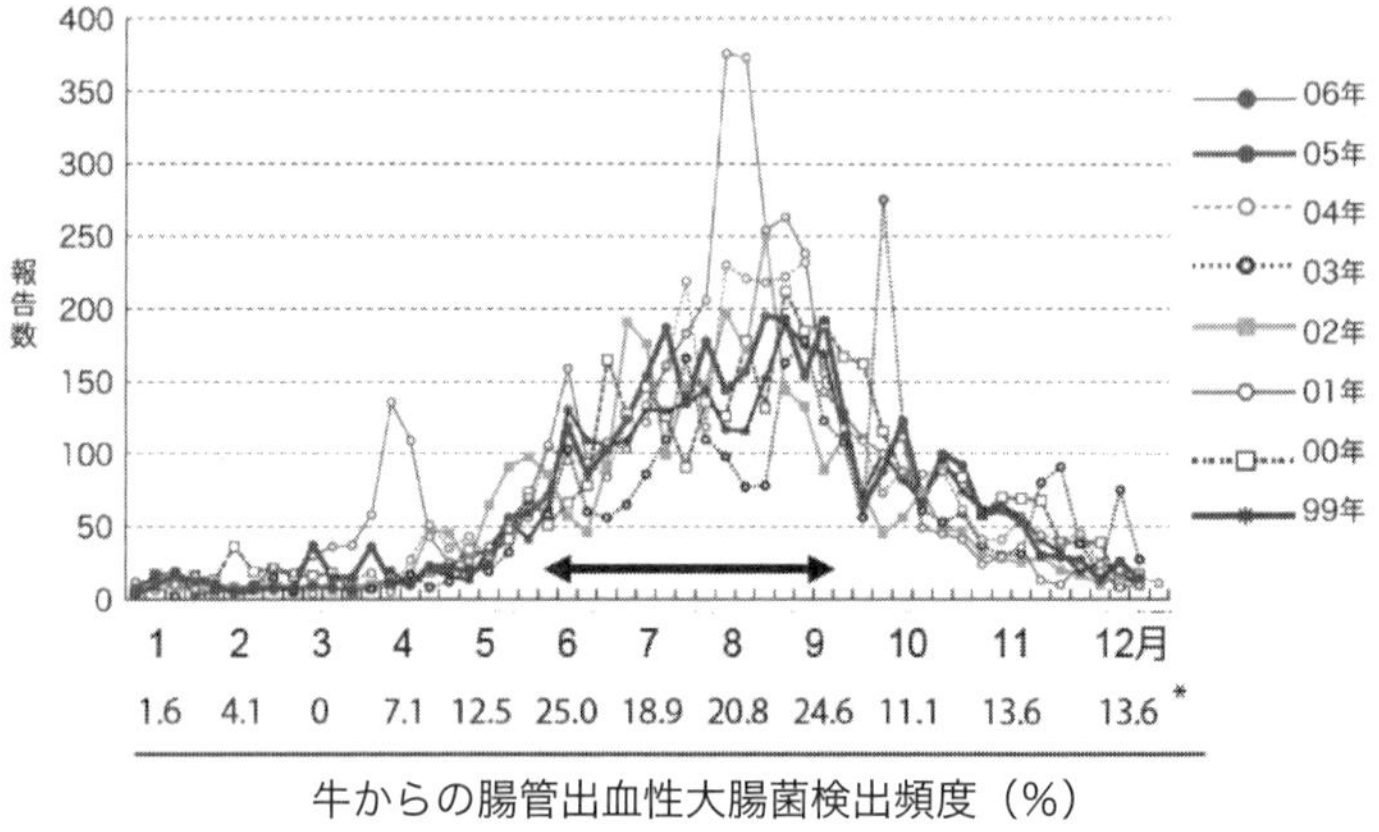

国立感染症研究所・感染症情報センター IDWR19号，2006より改訂引用

５農場において２００４年７月～２００６年３月に行われた。これを農場の汚染率でみるとO１５７汚染率は24・８%で農場全体の４分の１に相当している。なおO１５７保菌牛を出荷した農場には地域的な偏りは見られなかった。O26の汚染状況はO１５７の10分の１程度、２・５%と低かった。と畜場に搬入された１０２５頭中O１５７保有率は14・４%で、O26は１０００頭のうち１・５%が保有していた。なお、腸管出血性大腸菌の保有牛は、いずれも健康で下痢などの症状はみられなかった。

　牛の月別O１５７保有率は６月25%、７月18・９%、８月20・８%、９月24・６%と夏期に高く、その他の月では13・６%以下であった。[5]

１９９９年〜２００６年までのヒトの腸管出血性大腸菌感染症の月別感染者発生状況（腸管出血性大腸菌感染症　２００５年〔２００６年3月31日現在〕国立感染症研究所・感染症情報センターＩＤＷＲ 19号２００６）と牛の月別Ｏ１５７検出頻度（％）を示した（図４）。

腸管出血性大腸菌感染者数は6月〜9月までの期間に集中しており、牛のＯ１５７保有率も夏場に平行して高いことが示された。腸管出血性大腸菌感染症対策として、牛の腸管出血性大腸菌保菌率を下げることが有効であると考えられる。また牛の枝肉のＯ１５７汚染は、２００３年〜２００４年の調査では、５・２％であったが、２００５年〜２００６年の調査では１・２％と少なかった（牛肉を主とする食肉中の腸管出血性大腸菌、食品健康影響評価のためのリスクプロファイル（改訂版）、食品安全衛生委員会、２０１０年4月）。さらに２００６年〜２００７年での乳牛の腸管出血性大腸菌保有調査では９３２頭中１１１頭（11・９％）が陽性であった[6]。本調査ではＯ26は検出されていたが、Ｏ１５７は検出されなかった。動物ふれあい施設での牛の搾乳体験は多く行われているが、手洗いや消毒の徹底を行うことが大切である。

牛以外の動物の腸管出血性大腸菌の保有率

牛の腸管出血性大腸菌保菌率は、調査年度、季節、農場、肉種（肉牛、乳牛、Ｆ1種）および検査法によって異なるが、これまでの成績では約10％〜20％である。これに対して、ヤギやヒツジの腸管出血性大腸菌保有率は60％～70％と極めて高いのが知られているが、ヒトへの感染は少ないとされていた。２００６年秋田県で起きた腸管出血性大腸菌の集団感染症は、動物とのふれあい体験において感染し、25名からＯ１５７またはＯ26が検出され、１名が死亡した。死亡者を含む7名は、ふれあい動物イベントに参加しておらず、一次感染者からの二次感染によって発生したと考えられている。本イベントでは、ヤギの便から検出されたＯ１５７と患者からのＯ１５７は電気泳動パターンが一致していた。また同年、新潟県上越市で、ヒツジを飼育していた小学生とその家族の2名がＯ１５７に感染し、ヒツジの便からも同型の腸管出血性大腸菌が検出されている。

環境での生存期間

自然界において腸管出血性大腸菌Ｏ１５７の生存期間は長い。２００２年に米国で開かれた牛の展示会の10～11カ月後にも土壌、寝具、砂、おがくず、木片、ハエ、乾燥肥料、水、コンクリート、木材、床、壁、手すりなどの金属構造物から生きたＯ１５７が分離されていた。[7] その他、オハイオ州で約10カ月後（２００３年発表）、ノースカロライナ州で5カ月後（２００７年発表）、テキサス州で46日後（２００５年発表）という同様のケースが報告されており、Ｏ１５７は自然界で長期間耐えうることがわかる。[8] これらのことから、自然界のＯ１５７は大雨などの際、灌漑によって、野菜や果物畑を汚染することが考えられる。また日本の水道水には１個の大腸菌も許さないように水質の衛生基準が定められている。

食肉加工・提供施設への義務づけ

腸管出血性大腸菌感染の原因として食品が考えられた場合には、「食品衛生法」により、食中毒としての届け出が義務づけられている。２０１１年４月焼き肉チェーン店において、牛の生食「ユッケ」を原因とするＯ１１１とＯ１５７の単独または両血清型菌による集団食中毒事件が発生した。患者は富山県を含む３県１市に拡大して１８１名にものぼり、溶血性尿毒症症候群を呈した重症者は34名、急性脳症を呈した者は21名、うち５名が死亡した。この腸管出血性大腸菌集団感染が契機となって、２０１２年10月１日付で食品衛生法が改正され、ユッケなどの生肉を客に提供する場合、肉の調理・加工において表面から１㎝以上の部分を60℃、２分間加熱して、加熱部分をトリミングして提供することが義務づけられた。

また生肉用の加工施設は他の設備と明確に区分すること、調理器具も区別して用いることも義務づけられた。さらに消費者に牛の生食用食肉を提供する場合、食肉の生食は食中毒のリスクがあることや子ども、高齢者、食中毒に対する抵抗力の弱い者に対し生食を控える旨をポスター、メニューに表示することも義務づけられた。

牛の肝臓や胆管内胆汁に潜む腸管出血性大腸菌を完全に排除できないことから、牛レバー等の牛の肝臓を生食用として販売・提供を2013年7月1日付けで全面的に禁止とした。これに違反した場合には、2年以下の懲役または200万円以下の罰金が課されることも示された。

医師・研究者の対応

腸管出血性大腸菌は1999年に施行された「感染症法」において3類感染症と指定されており、その他3類感染症には、赤痢、コレラ、腸チフス、パラチフスが定められている。患者便からの腸管出血性大腸菌の分離・同定およびベロ毒素産生能を確認すれば、診断した医師は症状の有無に関わらず、すべて報告しなければならないことが義務づけられている。

2004年から溶血性尿毒症症候群の発症例については、菌が分離されなくても、便からのベロ毒素が検出、あるいは血清でのO抗原凝集抗体または抗ベロ毒素抗体が検出された場合、届出することとなった。ただし今でも「患者の血液から抗ベロ毒素抗体を検出した場合」と書かれているが、世界中で血清からベロ毒素抗体を検出した例はない。また「食品衛生法」第58条によって食品、添加物、包装容器に付着していた腸管出血性大腸菌が原因で食中毒に陥ったと医師が判断した場合には24時間以内に保健所に報告する義務を負うとされている。

しかしながら医師が食中毒であると診察で聞き出すことは難しいし、ましてや集団感染と関連づけるのは困難である。結局、保健所が食中毒と判断して、原因となった飲食店に出向き、冷凍されている食材から病原体を発見しなければならない。食中毒事件として扱われ厚労省の統計に反映されるのは、飲食店に出向いた保健所が病原体を発見できた場合のみである。しかしこの数は極めて少ないことが今までの情報からわかる。だが厚労省が発表する食中毒事件とは異なり、各都道府県の保健所、衛生研究所と国立感染症研究所感染症疫学センターが連携して3類感染症の腸管出血性大腸菌感染症は全数把握されている。

さらに２００６年の「改正感染症法」では、病原体を1〜4種類に分類され、バイオテロリズムに用いられる可能性のある危険な病原微生物について生物兵器として所持・製造・輸入がきびしく制限されるようになっている。この「改正感染症法」によって腸管出血性大腸菌やベロ毒素は4種病原体に分類され、適正に保管することが求められ、紛失時には届け出が必要となった。

適正な管理とは、O１５７やベロ毒素を保存している冷凍庫にカギをかける、また実験室の内部の壁、床、天井その他病原体等によって汚染されるおそれのある部分は、耐水性及び気密性があり、その表面は消毒及び洗浄が容易な構造であることとしている。また盗難に遭ったり紛失したときなどに届け出をしなかった場合には１００万円の罰金を払わなければならない。

そもそも１９９８年に感染症の予防及び感染症の患者に対する医療に関する法律ができた背景には、１９９５年にオウム真理教が起こした地下鉄サリン事件があった。オウム真理教が生物兵器として持っていたのはボツリヌス菌、炭疽菌、赤痢菌であった。エボラウイルスも入手しようとしたらしい。


私は、この感染症の予防及び感染症の患者に対する医療に関する法律、長いので特定病原体予防法と略すが、これが制定されてえらい目に遭っている。法律ができたのは１９９８年で、全国の微生物学部門を有する大学は、一種～四種をあまり区別することなくすべて特定病原体として学内の規定を決めてしまった。おかげで四種病原体の大学間や公衆衛生所、衛生研究所とのやりとりをするときにも全く制約は１９９７年までなかったのだが、特定病原体予防法が成立した後は大学の規制によって届け出前の報告などをしなければならない。自分たちで自分たちの首を絞めている状態だった。腸管出血性大腸菌は私たちの教室に運び込むときにも、運び出すときにも学長に報告しなければならない。

ところが、やっとこのことに気がついた鳥取大学は２０２０年、四種病原体の規制緩和を行ったようだ。今までの鳥取大学生物災害等防止安全管理規則を廃止して、鳥取大学感染症予防安全管理規則と鳥取大学家畜伝染病等予防安全管理規則を制定した。やっと私の願いが叶い、腸管出血性大腸菌を手に入れるのに事前の学長の許可を必要としなくなった。だが腸管出血性大腸菌を手に入れた後7日以内に学長に届ける必要があるのは特定病原体なのでしかたがない。

多くの研究者が介在しなければこうした感染症の治療やワクチン開発は進まない。感染者を出してはおしまいだが、研究しなければならないというジレンマを多くの感染症研究者は感じているはずだ。

治療について

１９９６年全国的に腸管出血性大腸菌O１５７の集団感染が相次いだのを受け、厚生省は腸管出血性大腸菌感染症の治療にホスホマイシン、カナマイシン、ノルフロキサシンの抗菌剤３剤を推奨している。しかし、ベロ毒素1型は菌の外膜と内膜の間のペリプラズムに留まっており、殺菌的抗菌薬で菌体を破壊することによって、留まっていた菌体内のベロ毒素がいっきに腸管に放出され、症状が悪化するのではないかという考えから、米国では全ての抗菌薬の使用を認めていない。

腸管出血性大腸菌に対する抗生物質の効果は今も有効かどうかの議論もあるが、アジスロマイシン投与は有効であったとの報告もみられる。筆者らも、マウスに腸管出血性大腸菌O157を経口感染させるモデルを用いて、アジスロマイシンの効果を認めている[9]。

腸管出血性大腸菌による溶血性尿毒症症候群に対しては、血液透析の効果は認められているが、血漿交換の効果については認められていない。腸管出血性大腸菌による急性脳症には血漿中のIgGの交換、血漿交換やステロイドパルス療法が有効であったことが報告されている[10]。筆者らはウサギに精製ベロ毒素2型を静注したモデルで、ステロイドパルス療法がベロ毒素2型による脳浮腫に有効であることを報告している[11]。

2011年ドイツを中心に世界16カ国にみられた腸管出血性大腸菌O104広域集団感染症は、プラスミドによって基質特異性拡張型β-ラクタマーゼ（extended-spectrum β-lactamase；ESBL）を獲得した多剤耐性腸管出血性大腸菌によることが判明している。本大規模集団感染では、感染者総数約4000名、溶血性尿毒症症候群発症者は900名を超え、死者は54名であった。このように多剤耐性腸管出血性大腸菌の出現についても、今後対応を急ぐ必要がある。

腸管出血性大腸菌血清型とヒトに対する危険度

腸管出血性大腸菌感染症は食中毒として内臓肉を含む牛肉の未加熱、加熱不十分によるものが最も多いことが示されている。と畜場で食肉処理後の枝肉ではO157に数％汚染されている状況を鑑みて、フードチェーンの各段階における衛生基準の設定とモニタリングを行うことが大切である。具体的には、危害分析し、重要管理点ハサップ（hazard analysis critical control point：HACCP）システムを構築し、安全で衛生的な食肉を提供することが必要である。

諸外国での腸管出血性大腸菌血清型とヒトに対する危険度を表３にまとめた。わが国においても血清型O157やO26のみならずO103、O104、O111、O121、O145などの監視体制を強化する必要があろう。また2011年ドイツを中心に発生した腸管出血性大腸菌広域集団感染の原因は、エジプトから輸入されたフェヌグリーク種子を用いて栽培した芽野菜（もやしのようなもの）が、加熱せずにサラダとして提供されたことによることが疫学的に明らかにされている。今後、食品又は食品原料については追跡調査能力（トレーサビリティ）の強化を図ることも必要であり、外国から輸入される農畜産物の微生物学的検疫を強化することも大切である。

表3　腸管出血性大腸菌の血清型とヒトに対する強度との関連

EHECの O, H抗原		ヒトに対する強度
O5	NM	C
O6	H34	E
O7	H4	D
O8	H19	E
O26	H11	B
O39	H49	E
O46	H38	E
O69	H11	D
O76	H7	E
O84	NM	E
O88	H25	E
O91	H21	C
O98	H25	E
O103	H2	B
O103	H25	D
O104	H4 ベロ毒素2型(Stx2a)産生凝集付着性大腸菌(EAEC)	A
O104	H21	C
O111	NM(Stx1)	B
O111	NM(Stx2)	A
O113	H4	D
O113	H21	C
O113	NM	E
O117	H7	D
O119	H25	D
O121	H19	B
O121	NM	C
O132	NM	D
O136	H12	E
O136	NM	E
O145	NM	B
O146	H21	D
O153	H31	E
O156	NM	E
O157	H7	A
O157	NM	A
O163	NM	E
O165	H25	C
O171	H2	D
O172	NM	D
O174	H8	D

NM：No Mortile……運動性なし

〈ヒトに対する強度〉

A：集団感染や溶血性尿毒症症候群と関連が強い。

B：集団感染や溶血性尿毒症症候群と関連があるが，Aに比べやや弱い。

C：散発的な溶血性尿毒症症候群には関連があるが，典型的集団感染とは関連がない。

D：下痢を起こすが，溶血性尿毒症症候群や集団感染に関連がない。

E：牛からのみ分離され，現在のところ，ヒトに対して病原性が報告されていない。

(Karmali MA, Mascarenhas M, Shen S, et al : Association of genomic O island 122 of Escherichia coli EDL 933 with verocytotoxin-producing *Escherichia coli* seropathotypes that are linked to epidemic and/or serious disease. *J Clin Microbiol* 41:4930-40, 2003より改変引用)

【注】
（１）Konowalchuk, J., Speirs, J. I., Stavric, S. (1977). Vero response to a cytotoxin of *Escherichia coli*. Infect.Immun, 18(3), 775-779.
（２）Ozuru, R.,Wakao, S.,Tsuji, T., Ohara, N., Matsuba, T., Amuran, M. Y.,... Fujii, J. (2019). Rescue from Stx2-producing *E.coli*-associated encephalopathy by intravenous injection of Muse cells in NOD-SCID mice. Mol Ther.28(1), 100-118.
（３）Lingwood, C. A. (1994). Verotoxin-binding in human renal sections. Nephron, 66(1), 21-28.
（４）Gasser,C., Gautier, E., Steck, A., Siebenmann, R.E., Oechslin,R.(1955). Hemolytic-uremic syndrome: bilateral necrosis of the renal cortex in acute acquired hemolytic anemia. Schweiz Med Wochenschr, 85(38-39), 905-909.
（５）重茂克彦、品川邦汎（２００９）日本国内における牛の腸管出血性大腸菌保菌状況と分離株の薬剤感受性、ＪＶＭ獣医畜産新報、62、８０７－８１１ページ
（６）Kobayashi H., Kanazaki M., Ogawa, T., Iyoda, S., Hara-Kudo,Y.(2009). Changing prevalence of O-serogroups and antimicrobial susceptibility among STEC strains isolated from healthy dairy cows over a decade in Japan between 1998 and 2007. J Vet Med Sci. 71(3), 363-366.
（７）Keen, J. E., Wittum, T. E., Dunn, J. R., Bono, J.L., Durso, L. M. (2006). Shiga-toxigenic *Escherichia coli* O157 in agricultural fair livestock, United States. Emerg Infect Dis, 12(5), 780-786.
（８）Garcia, A., Fox, J.G., Besser, T. E. (2010). Zoonotic enterohemorrhagic *Escherichia coli*: A One Health perspective. ILAR J: 51(3), 221-232.
（９）Amran, M.Y., Fujii, J., Suzuki, S.O., Kolling, G.L.,Villanueva, S.Y., Kainuma, M., Kobayashi, H.,Kameyama, H., Yoshida, S.(2013), Investigation of encephalopathy caused by Shiga toxin 2c-producing *Escherichia coli* infection in mice. PLoS One. 8(3):e58959.
（10）吉光雅志、林宣明、金子佳史、土山寿志（２０１１）成人でＯ１５７感染により溶血性尿毒症症候群を

発症し、脳症を合併した1例、日消誌、１０８、74－79ページ
（11）Fujii, J., Kinoshita,Y.,Matsukawa,A.,Villanueva, S.Y.,Yutsudo,T.,Yoshida,S.(2009). Successful steroid pulse therapy for brain lesion caused by Shiga toxin 2 in rabbits. Microb Pathog. 46(4), 179-184.

第6章
ワンヘルスの概念と次世代型治療法の開発

1 ワンヘルスの概念

ワンヘルスとは

私は、O157等の公衆疫学的な活動を行う中で、感染症対策に関する唯一の論文を見つけた。(1) この筆者であるカルマリ博士のことはよく知っているし、彼も私のことをよく知っている。彼はO157で発症する溶血性尿毒症症候群（HUS）を世界で最初に発見した偉大な臨床家である。その論文の中に「解決法はワンヘルス（One Health）」とある。

ワンヘルスとは、2007年に始まった、人、動物、環境の3つのうち1つでも欠けてはならないことを意味する“One for All, All for One”という健康の新しい世界的共通概念である。2011年、第1回ワンヘルス国際会議がオーストラリアのメルボルンで開催され、2016年に福岡で第2回が開催された。主催したのは世界獣医師会、日本医師会と日本獣医師会であり、同年11月11日に合同提案として以下の「福岡宣言」が出された。そこでは「医師と獣医師は人獣共通感染症の予防のために情報交換をしっかり行って、お互い密に協力関係を築き、医学教育と獣医学教育の改善を図ること」としている。

日本において厚労省は、ワンヘルスに基づいてAMR（AntiMicrobial Resistance／薬剤耐性）対策アクションプランを実施、2020年までに抗菌剤の使用を今の3分の2まで減らす目標を掲げていたが、僅か5分の4に減っただけで達成できなかった。

もう少し具体的にワンヘルスについて紹介する。健康とは人の健康だけでなくペットや家畜等の動物の健康も意味しており、両者を、そして環境を大切にしなければならない。環境が汚染されると、人や動物の命がおびやかされる。過去に起きた水俣病やイタイイタイ病は、自然の中に撒き散らされた有機水銀やカドミウムによって、人だけでなくネコにも健康を障害するという被害を及ぼした。

ワンヘルスの概念は、人獣共通感染症の中でもとりわけ高病原性鳥インフルエンザ等の新興感染症に対する対策を含む。新興感染症とは、1970年代以降、人類が初めて経験する感染症のことで、代表格である高病原性鳥インフルエンザ以外にもHIV（エイズを起こすウイルス）、O157、カンピロバクター、ピロリ菌等によるものがある。新興感染症のほとんどが人獣共通感染症である点においても、ワンヘルスという新しいアプローチが今後大切になってくると思う。

私は米子市にある鳥取大学医学部で細菌学を2023年3月まで教えていた。鳥取大学は獣医学部を鳥取市湖山に併設しており、私は獣医学部の動物病院に出向いて院内感染の講義を行うなど、連絡を密にしている。米子と湖山の中間地点には公立鳥取環境大学があり、将来は環境の問題、ワンヘルスについて、同大学と連携して考える構想を持っている。ワンヘルスにかかわる教育・研究・社会貢献活動は、環境保護の立場から最近話題となっているSDGs活動の一翼を担っていると考えている。私は現在、ワンヘルスの理事を務めている。

ワンヘルスの概念をO157感染を用いて紐解く

図1は、O157感染におけるワンヘルスの概念を表したものである。O157の中間宿主は牛であり、牛はO157に感染してもベロ毒素のレセプターがないため病気にはならない。一方、ヒトは、ベロ毒素のレセプターが主に大腸、腎臓、脳にあるため下痢、血便、溶血性尿毒症症候群、脳症という病気になる。日本ではヒトには必ずと言っていいほど治療薬として抗菌剤が使われるため、O157の耐性菌の出現が懸念されている。2011年ドイツを中心にヨーロッパを襲った腸管出血性大腸菌O104は多剤耐性菌であった。

この多剤耐性遺伝子（Extended Spectrum β-Lactamases ; ESBL）はプラスミドという小さな遺伝

子の中で発見された。細菌はプラスミドを使って遺伝子を他の細菌に伝達することが知られており、O157もいつかはプラスミドを使ってESBLを獲得して多剤耐性菌になる可能性が高い。

図１　O157感染におけるワンヘルスの概念

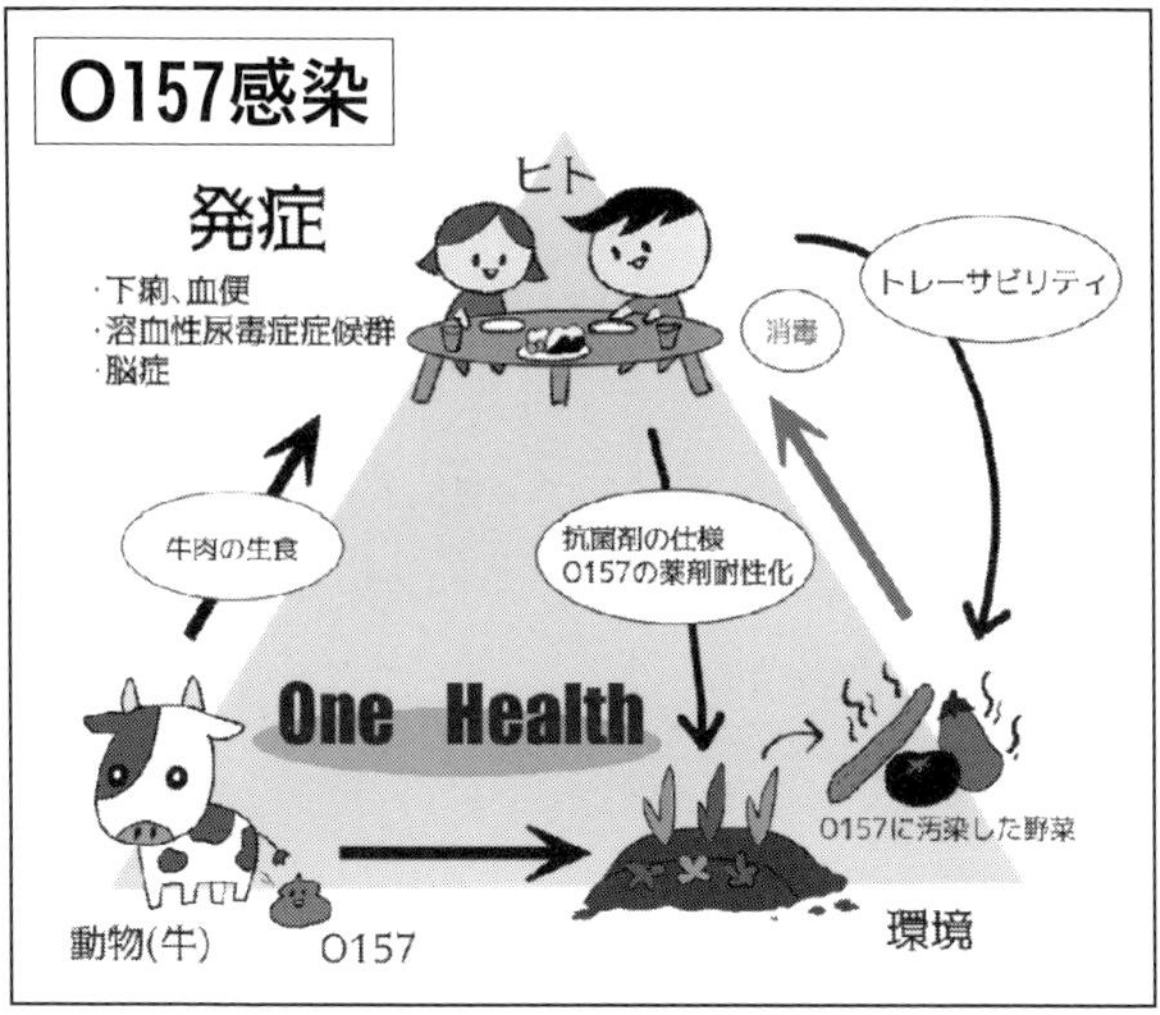

（イラスト：藤井結花）

細菌またO157に感染した牛の糞便は環境を汚染し、キュウリなどの野菜や果物がO157に汚染される。それをヒトがよく消毒しないで食べると病気を発症する。牛は高額なため、O157に感染しても殺処分されないで牛肉が出荷される。よってO157に感染した牛の枝肉を切り裂いて、生食をしたり生焼けの状態で食べたヒトは病気を発症する。

2 次世代型治療法の開発をめざして

ミューズ細胞との出会い

私は今でも、2010年に東北大学大学院医学系研究科細胞組織学分野・出澤真理教授らが発見したミューズ細胞（Multilineage-differentiating stress enduring：Muse）が新聞に大きく掲載されたことを鮮明に記憶している。

その当時、私はベロ毒素2型による脳症の治療法について研究を行っていて、ステロイドパルス療法に限界を感じていた。これまでO157に感染すると脳にサイトカインストームを起こして死亡すると、私はずっと考えてきた。

サイトカインストームとは免疫の暴走である。サイトカインストームにはステロイドが効くと決まっている。私は、1996年にウサギにベロ毒素2型を静脈注射することで脳浮腫を起こさせる動物モデルを作成し、この脳症発症モデルにはステロイドパルスが有効であることを突き止めた。[2]だが、これを論文として発表するのを躊躇した。なぜなら、ステロイドがＯ１５７感染による急性脳症に効かずに悪化させる可能性を恐れたからだ。ステロイドは免疫を抑制するので、Ｏ１５７による激烈な出血を伴う大腸炎が悪化して白血球の増加をきたすことがあるからである。

結局、発見から10年後の２００９年にベロ毒素による脳浮腫にはステロイドが有効であるという論文を報告した。このことは本当によかったと思っている。２０１１年ユッケによる食中毒事件において、腸管出血性大腸菌Ｏ１１１の感染で脳症が多発し、ステロイドが有効であることが他の研究グループから発表されたからである。[3]おそらく私の論文が、腸管出血性大腸菌Ｏ１１１感染で脳症を起こした患者にステロイドが使われるきっかけになったのだろうと思う。

話を元に戻す。私はミューズ細胞発見のニュースを目にした時に、直観でミューズ細胞に懸けてみることにした。その夢が叶い、２０１０年3月15日に初めて出澤教授と仙台にてお目にかかることができた。パワーポイントでこれまでの研究成果を訴えると、出澤先生はじっと清聴され、「藤井先生の研究には独自性がある」とお認め下さり、２０１０年から出澤教授と共同研究を開始することができた。私が所属する鳥取大学医学部細菌学チームと東北大学・出澤真理教授のチームは、今でも共同研究を行っている。

ミューズ細胞とは、２０１０年に東北大学の出澤教授らのグループによって発表された生体内に存在する多能性幹細胞で、骨髄から末梢血に動員されて各臓器に供給されている[4]。臓器は傷害されるとＳＯＳシグナルを産生する。ミューズ細胞はそのＳＯＳシグナルの受容体を持つため、血管に投与するだけでＳＯＳシグナル、すなわち傷害部位を即座に認識し、選択的に集積する細胞集団である[5]。その後、自発的に傷害や細胞死によって失われた細胞に分化して機能的な役割を果たす。生体内に存在するので腫瘍性を持たず、多様な臓器に分化できる、すなわち多能性がある。

胎児を母体の免疫攻撃から守るために、胎盤ではＨＬＡ－Ｇという分子が発現しており、ミューズ細胞もＨＬＡ－Ｇを発現している。よって多様なヒトのドナー由来ミューズ細胞は、ＨＬＡ－Ｇを有することでｉＰＳ細胞とは異なり、ＨＬＡ適合しなくても静脈注射できる。

また、臓器移植後には長期の免疫抑制剤投与を必要とするのに対して、さまざまなドナーから作られたミューズ細胞は免疫抑制剤を必要とせず静脈注射できる。

脳症を発症するマウスモデルの開発の経緯

時は溯り、１９９４年筆者らは、腸管出血性大腸菌Ｏ１５７（Ｅ３２５１１／ＨＳＣ株）をカナダの研究室から分与された。私が産業医科大学医学部微生物学教室の非常勤助手と新日鐵の産業医を兼ねていた頃だった。

産業医科大学微生物学教室・吉田眞一助教授の九州大学の友人が、ヒトがＯ１５７により溶血性尿毒症症候群（ＨＵＳ）を引き起こすことを初めて世界に報告したカナダのカルマリ博士の研究室に留学していた。彼は帰国して開業医をすることになったが、カルマリ博士からＯ１５７のＥ３２５１１／ＨＳＣという株を持ち帰っており、吉田先生を経由して私が実験で使うことになった。このＥ３２５１１／ＨＳＣはベロ毒素２型の変異毒素を分泌しており、鞭毛がなかったため、Ｅ３２５１１／ＨＳＣ：－と記載されていた。後でこの変異毒素はベロ毒素２型Ｃ（VT2c;Stx2c）であることが判明し、毒性はベロ毒素２型とほとんど変わりはなかった。

当時私は、マウスにゾンデを使って胃の中にＥ３２５１１／ＨＳＣを注入する方法を試行錯誤していた。マウスを解剖してどのようにゾンデを挿入すればよいかについても調べた。そして、ついに麻酔することなく、Ｅ３２５１１／ＨＳＣをマウスの胃の中に注入することができ

図２　マウスにゾンデを使った
O157経口感染の方法

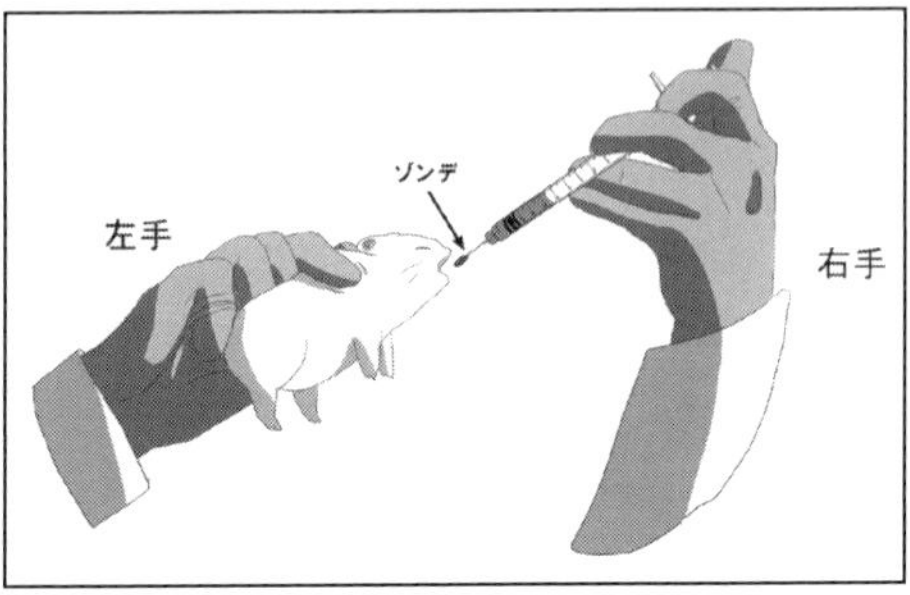

（イラスト：藤井結花）

た（図２）。その方法とはマウスをしっかりと左手でつかんで固定し、少し背骨を後屈させ、ゾンデをマウスの口から少しずつ入れるとゾンデがそれ以上進まなくなるところに突き当たる。いわゆる咽頭部である。私はマウスが唾液をごくんと飲むときに嚥下のため下咽頭収縮筋が緩んで食道が開き、そのタイミングを見計らってゾンデをマウスの胃の中に入れることができた。

しかし、マウスにＯ１５７を飲ませるだけでは、Ｏ１５７はマウスに定着しない。そこで、ストレプトマイシンを用いて大腸菌をマウスに定着させるモデルが報告[6]されていたので、私もその方法に従ってマウスにＯ１５７を定着させようと考えた。その方法とは、マウスにストレプトマイシンを溶かした水を、Ｏ１５７を経口感染させる３日前から飲ませ、マウスの腸内細菌を死滅させることから始まる。さらにＯ１５７を経口感染させる６時間前にマウスのエサをケージから全て取り除く。このことが重要であり、マウスのケージに少しでもエサが残っていると実験は失敗する。また、あらかじめＯ１５７ Ｅ３２５１１／ＨＳＣ株をストレプトマイシンが入った寒天培地で育て、ストレプトマイシン耐性の株を作った。

こうして私はストレプトマイシン耐性のO１５７をマウスに経口感染させることができた。しかし、ここからが大変苦労した。マウスにO１５７を経口感染させても、マウスはびくともしなかった。徐々にO１５７の感染量を増やし、ついにこれ以上はO１５７を飲ませることができないくらいにまでO１５７の感染量を増やした。細菌学では、細菌の1個の量をCFU(colony forming unit)と表記する。私は実にO１５７の経口感染量を10の10乗CFU、すなわち１００億CFUにまで増量した。マウスは普通の状態で歩き回ったが、きっと溶血性尿毒症症候群を発症しているだろうと考え、マウスの目から採血して赤血球数や血小板数、腎臓機能が低下すると血清中の値が増加するBUNやクレアチニンを測定してみた。しかし、全くすべて正常であったため、ガッカリした。

昼間は産業医の仕事をし、夜はマウスにO１５７を経口感染させる毎日が過ぎていった。ある日、ふとセレンディピティ(Serendipity：偶然がもたらす幸運)が訪れた。このセレンディピティは、産業医科大学附属病院で臨床研修を第一外科からスタートさせたときに経験したことに起因する。その時に第一外科の医局長から大腸癌の手術後に貧血を生じた患者に輸血を行って、貧血が良くなったら直ぐに退院させるようにと指示を受けた。早速、患者の状態を調べ、輸血前に少し脱水があったので補正するため補液を看護師に指示して、自宅に戻った。すると真夜中に電話で、その患者が急変したので直ぐに病院に来るように言われた。その患者はＩＣＵに移動されており人工呼吸器に繋がれ、即座に重篤な状態になったことがわかった。私は補液のスピードをゆっくりとするところを約1時間と短縮したことが原因となったと考え、相当悔いた。でも物語はこれから始まることになる。

当時、消化器系の癌である胃癌や大腸癌等は、手術後にマイトマイシンＣの静脈注射を受けるプロトコールが存在していたが、私は大腸癌の手術後の患者がマイトマイシンＣの投与を受けたことは全く知らなかった。臨床研修医になったばかりの私は当時ただ、対症療法のみを行って患者が良くなることを願っていたが、一向に良くなる気配はなかった。この患者の診断は不明で、そのことが私には気がかりであった。

私はそのことを調べるべく産業医科大学の附属図書館で文献検索を行い、論文を読み続けた。この患者は肺水腫の他に、医局長から最初に言われた貧血がまだ解消されておらず、その他にも血小板の減少を伴っており、腎機能も相当悪化していた。海外の論文から、私はこの患者は貧血、血小板減量、腎機能不全の3徴候を伴った溶血性尿毒症症候群ではないかと思うようになり、その文献には溶血性尿毒症症候群の原因の中にマイトマイシンＣの投与が含まれており、さらには血漿交換が治療として効果があったと報告されていた。[7] 私はその文献を持って第一外科の医局長に相談したところ、彼から「よくやったな」と言われ、早速血漿交換が行われ、この患者は良くなって退院した。当時の産業医科大学初代第一外科教授であった大里敬一先生の専門分野が全身の血液凝固系分野だったため、私は彼から称賛され、学会でこの症例を発表するように言われ外科系の地方会で発表した。また、胃癌の手術後に同じような患者がもう1人現れたので、2人まとめて日本語で論文を書くように大里教授から直々に言われ、タイトルは「血漿交換により救命し得たマイトマイシンCによる溶血性尿毒症性症候群の2例」とした。

この時、既に溶血性尿毒症症候群はO157で発症することを第一外科の先輩から聞かされていたので、私は患者の血漿交換を行った際に、その患者の元の血症を大量に保存していた。産業医科大学微生物学教室の吉田眞一助教授に相談して当時のO157の先駆者であった京都大学の竹田美文教授にその血症を送ってベロ毒素の検出を依頼した。患者の血清からはベロ毒素は検出されなかったが、O157と溶血性尿毒症症候群は私の頭に強く印象づけられた。

さて、話は元に戻る。O157を大量に飲ませたマウスが何も病気を引き起こすことなく元気で、がっかりしていた私にセレンディピティが訪れた。それはマイトマイシンCであった。O157を100億個も経口感染させ、同時にマイトマイシンCを腹腔内投与してみるとマウスはばたばたと1週間以内に全て死んでいった。ついに溶血性尿毒症症候群を発症してマウスは死亡したと考え、マウスの赤血球数、血小板数、腎機能を調べたが予測ははずれそれらの値は全て正常値範囲内であった。しかしO157を経口感染させ、マイトマイシンCを投与したマウスがとりあえず死亡したので、私は吉田眞一助教授に、このことを論文にしたいと申し出たが、彼はマウスの死亡原因いわゆる死因がわからないと論文にできないときっぱりと言われた。

この時にまた救世主が現れる。法医化学の北敏郎助教授である。彼は電子顕微鏡の専門家でもあり、彼からたくさんのアドバイスを受けた。北助教授から死因は腎臓・肝臓・心臓ではなく、死因を脳に絞って実験を継続するよう促された。その結果、彼の提案で電子顕微鏡を使って、マウスの脳内の血液脳関門が破壊されていることを示す電子顕微鏡像を撮影することに成功した。こうしてO157の経口感染で脳症を引き起こすマウスモデルを開発することに成功したのである。(8) O157を経口感染させて溶血性尿毒症症候群のマウスモデルを作ろうとした考えていた私にとっては思いがけない展開となった。

O157を経口感染させて脳症を発症するモデルの論文がアクセプト（受理）され、さらにその時偶然にも世界では第2回目の腸管出血性大腸菌シンポジウム、2th International Symposium on Shiga Toxin（Verocytotoxin）producing *Escherichia coli* infections（VTEC）1994がイタリアのベルガモで開催されようとしていた。抄録の締め切りはとっくに過ぎていたが、同じ産業医として働いていた産業医科大学の先輩から「抄録を送ったが再び日本に送り返されたと書いて抄録を送ったらどうか」と素晴らしい提案を受け、そのとおり抄録を送ると、VTEC 19

94で抄録が受け入れられ、初めて国際学会で発表する機会が与えられたのである。私はこの論文で産業医科大学学会長賞の内定を受け、その賞金でイタリア行きの航空チケットとイタリアでの宿泊費をまかなうことができた。

イタリアから帰国後の1994年10月1日、晴れて私は産業医科大学微生物学教室の助手になった。産業医科大学には当時信じられないような高価な動物用MRIを設置していた。このMRIを動かしていたのは、同級生の脳神経外科の木下良正くんであった。私と木下くんはその後、動物MRIを駆使してウサギの耳静脈から精製ベロ毒素を静脈注射することにより、ベロ毒素によるウサギの脳症に関する論文を次々と発表していった。

ちなみに、E32511／HSCのHSCとは Hospital Sick Children の略で、あのカルマリ博士がかつて勤めていたカナダ・トロント大学の有名な小児病院を指している。そこでカルマリ博士がO157による溶血性尿毒症症候群を発見した時に、患者から分離された株なのである。米国留学時に Hospital Sick Children を訪れた際には感慨深かった。

マウスモデルを使ってミューズ細胞の機能を発見

2015年頃、鳥取大学医学部でこのマウスモデルを応用し、ユッケ事件において臨床分離株を用いて腸管出血性大腸菌O111を、前述したE32511／HSC株と同様にマウスに

図3　Muse細胞によって救われたマウスは後遺症を残さなかった！

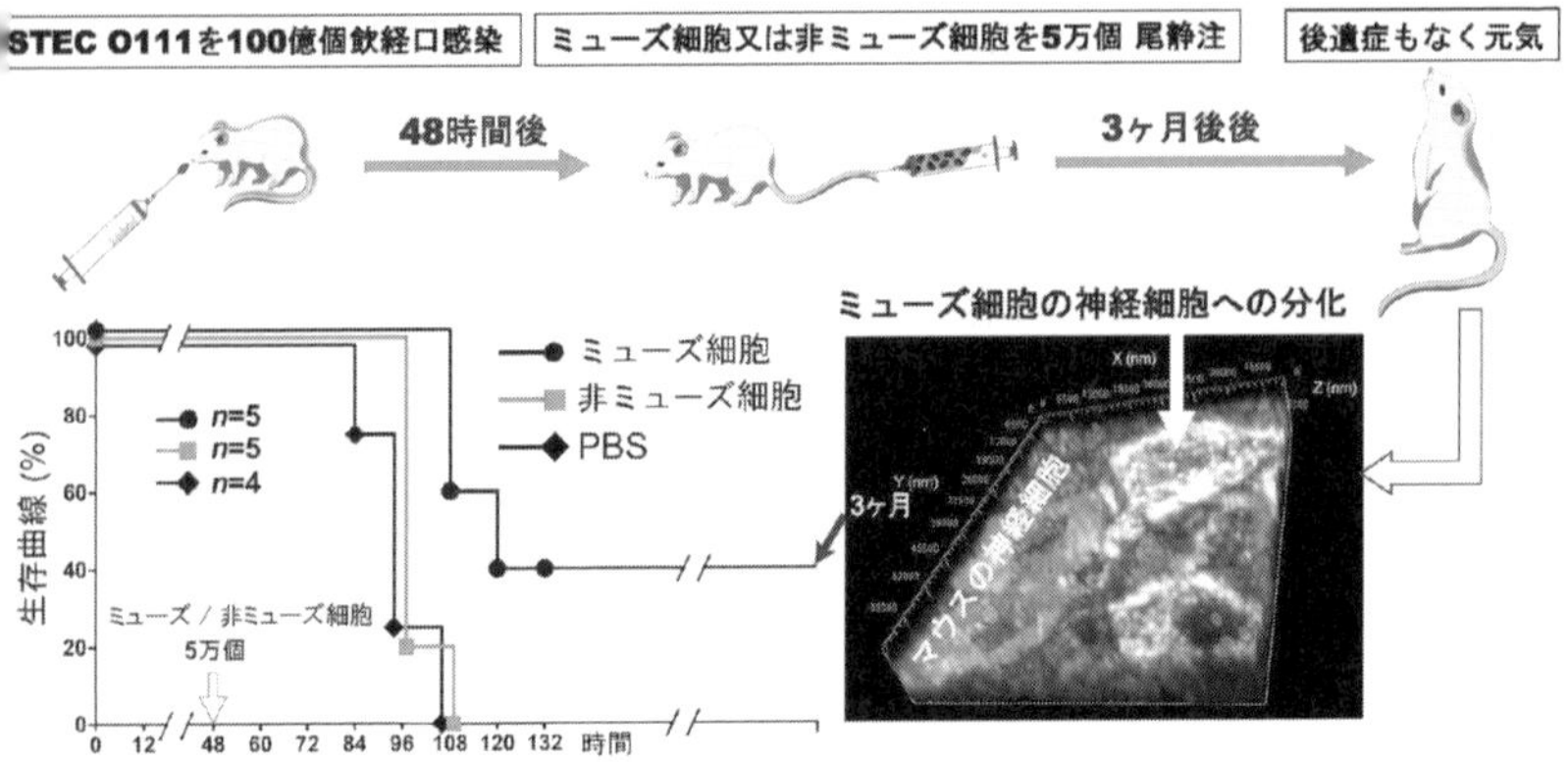

（Ozuru, R.,Wakao, S., Tsuji, T., Ohara, N.,...Fujii, J. (2020). Rescue from Stx2-producing *E. coli*-associated encephalopathy by intravenous injection of Muse cells in NOD-SCID mice. 28(1), 100-118.）

経口感染させ、ミューズ細胞の実験をした。マウスは、ヒト細胞が拒絶されないように、免疫不全マウス（NOD-SCIDマウス）を使った。

腸管出血性大腸菌O111をマウスに100億CFU経口感染させ、その48時間後にミューズ細胞を5万細胞尾静注した結果、3割のマウスは後遺症もなく3カ月以上生き残った。静脈投与されたミューズ細胞は脳症を起こしている脳組織に選択的に遊走し、炎症（サイトカインストーム）を止めたと考えられた。

さらにはミューズ細胞は自ら脳神経に分化しており、マウスの脳神経とキメラ状態であり、それぞれがシナプスを形成しているかのようになっているのを免疫染色法等で明らかにした（図3）。

要するにミューズ細胞がベロ毒素による脳障害組織に選択的に遊走・生着し、機能的な脳神経細胞に自発的に分化することで脳の回復がもたらされ、後遺症を残さなかったと結論づけられたのだ。

同時に、この論文によって、世界で初めてミューズ細胞の機能が判明した。その機能とは、腸管出血性大腸菌経口感染マウスモデルで顆粒球コロニー形成刺激因子（Granulocyte Colony Stimulation Factor：G-CSF）が重要な役割を演じていることだった。Ｇ－ＣＳＦは製剤としても販売され、白血病や癌患者等の治療によって少なくなった白血球を増やす効果があるのでよく使われている。しかし、幹細胞自体にＧ－ＣＳＦを分泌する等の効果があることはあまり知られていないと感じていたので、『Molecular Therapy』の査読者たちはこの発見にびっくりしたかもしれないと思う。

ミューズ細胞を発見した出澤真理教授は、ミューズ細胞の疾患別効果について研究されていたので、このＧ－ＣＳＦの発見を喜んでもらえたことは嬉しかった。この論文は、米国遺伝子細胞治療学の定期刊行会誌『Molecular Therapy』（インパクトファクター12・4：２０２３年）２０２０年1月号に掲載された。また、それに先立ち２０１９年10月1日、同誌の電子版にも掲載されていた。(9)

また共同通信社から記事にしたいので取材したいとの申し出があり、取材に応じた。「幹細胞で食中毒脳症改善」の記事は、「毎日新聞」の東京、大阪、西部、中部の各本社発行の12月14

日付夕刊に掲載された。さらには、地方新聞が翌日の日曜日の12月15日付朝刊に掲載した。「長崎新聞」、「愛媛新聞」、「信濃毎日新聞」（長野）、「河北新報」（仙台）、「岩手日報」である。また「中国新聞」（広島）の18日付朝刊に掲載された。

ミューズ細胞の効果

私が特に注目したミューズ細胞の特徴は、再生医療に用いられる細胞の中でそれ自体に強力な抗炎症作用があることである。ｉＰＳ細胞にはそれ自体に抗炎症作用はない。

次に注目した点は、脳梗塞や心筋梗塞等の疾患で脳や心臓の臓器が障害されるとＳＯＳシグナルをそれら臓器が発信するが、ミューズ細胞がこのＳＯＳシグナルを感知して障害された臓器に①集積し、②炎症を食い止め、③「場の理論」によって欠落した細胞に迅速に分化することであった。

出澤教授らはこの分子機構を明らかにしており、ＳＯＳシグナルは sphingosine-1-phosphate（Ｓ１Ｐ）であり、ミューズ細胞はＳ１Ｐの受容体である S1P receptor 2（Ｓ１ＰＲ２）でＳＯＳシグナルをキャッチする。こうしてミューズ細胞はダメージを受けた細胞に集積するとともにその場の環境を察知して自発的にダメージを受けた細胞に分化する。これを「場の論理」という。脳梗塞なら主に神経細胞、心筋梗塞なら心筋細胞に分化するので、スーパー細胞だと実感した。

また、ミューズ細胞は他の再生医療に比べ臨床応用が簡単で、既に多くの治験が始まっている。治療が簡単という由縁には、ミューズ細胞は患者に点滴で投与できる点に加え、骨髄バンクや他の臓器移植に比べドナー登録が必要ないことである。移植で最もやっかいなことは主要組織適合複合体 major histocompatibility complex（ＭＨＣ）と呼ばれるヒト白血球の抗原（human leukocyte antigen ; HLA）のタイプがある程度一致しないと、移植された側の患者（レシピエント）から移植された臓器が拒絶されてしまうことである。この拒絶されることで移植された患者の病状が重篤になることを移植片対宿主病（graft-versus-host disease ; GVHD）と呼び恐れられている。

例えばｉＰＳ細胞を何かの臓器に分化させて利用するにも、本人から取り出した細胞からｉＰＳ細胞を作らないといけない。他人から作った臓器では拒絶されてしまう。ところがミューズ細胞はＨＬＡ－Ｇを発現しており、他人のミューズ細胞を点滴しても決して拒絶されない。ＨＬＡ－Ｇとは妊娠時の胎盤で胎児が母体の免疫を逃れるために免疫寛容を行っているＭＨＣの一種である。

こうして、２０１８年、1月からは心筋梗塞、9月からは脳梗塞、12月からは表皮水疱症、２０１９年7月からは脊髄損傷、２０２０年1月からは新生児脳性麻痺、２０２１年1月から

図４　幹細胞とミューズ細胞の違い

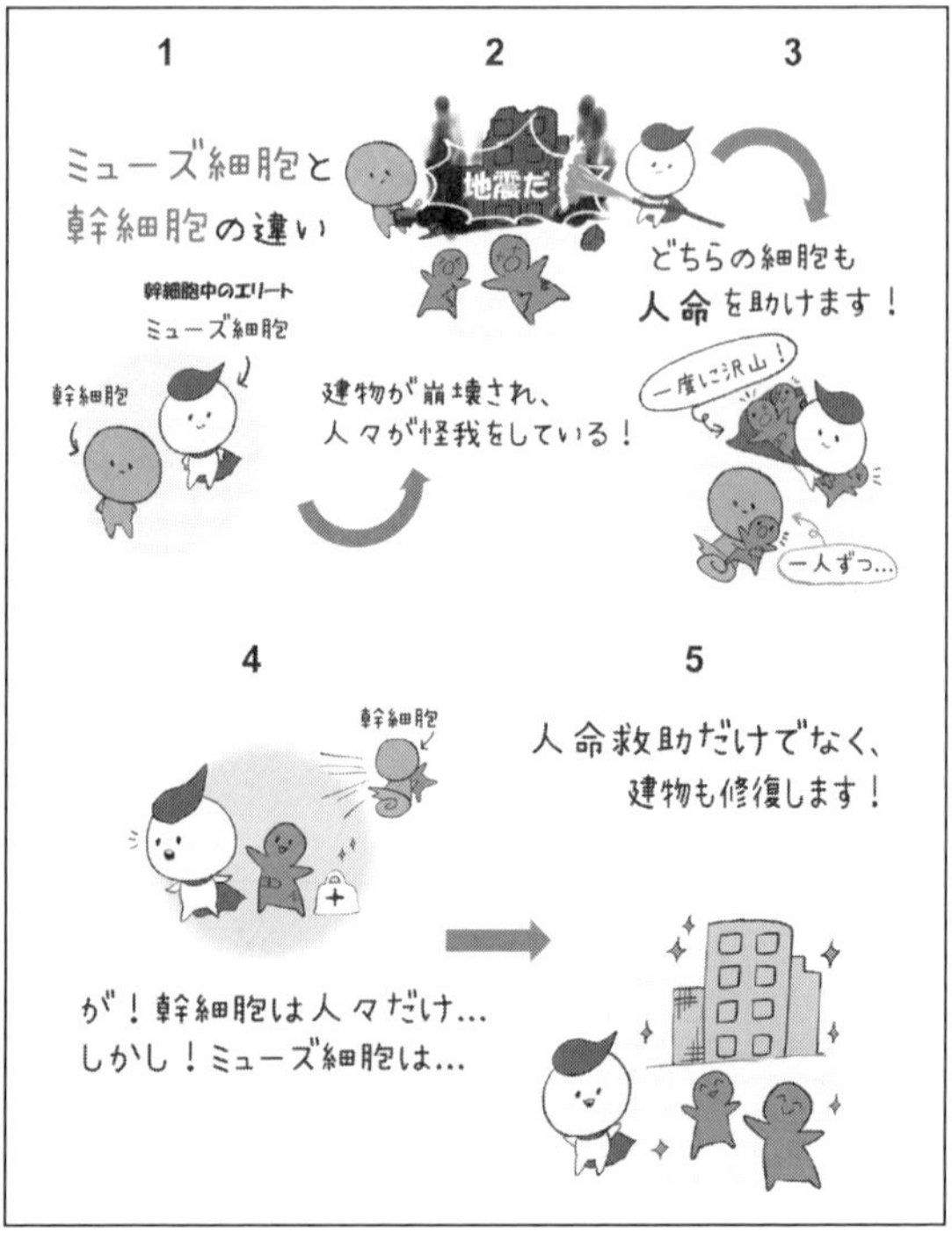
1
2
3
ミューズ細胞と
幹細胞の違い
幹細胞中のエリート
ミューズ細胞
幹細胞
地震だ
建物が崩壊され、
人々が怪我をしている！
どちらの細胞も
人命を助けます！
一度に沢山！
一人ずつ…
4
5
幹細胞
人命救助だけでなく、
建物も修復します！
が！幹細胞は人々だけ…
しかし！ミューズ細胞は…

（イラスト：藤井結花）

は難病中の難病である筋萎縮性側索硬化症（amyotrophic lateral sclerosis; ALS）のミューズ細胞の治験が始まった。特にミューズ細胞を点滴された脳梗塞の患者の日常生活動作（Activities of Daily Living; ADL）は、有意に介助を必要としなくなるまで回復し、一部は職場復帰が可能となるレベルまで回復したことが、本年２０２１年６月14日にプレスリリースされたことは記憶に新しい（http://www.nsg.med.tohoku.ac.jp/news/detail/id=966）。

図４に幹細胞とミューズ細胞の違いを描いてみた。図４に示したように感染でミューズ細胞は破壊された臓器をも修復するところに今までの治療にはない魅力を感じる。

まとめると、ミューズ細胞は、①抗炎症作用によりまず、サイトカインストームを止め、②病原微生物で破壊された臓器を修復することで後遺症にも効果がある。こうなると感染症治療として用いられてきた抗菌剤、ステロイド等の従来の治療とは全く異なる効果をミューズ細胞が有するとみて、現在研究を進めている。

【注】

（1）Karmali, M. A. (2017). Emerging public Health challenges of Shiga toxin-producing *Escherichia coli* related to changes in the pathogen, the population, and the environment. Clin Infect Dis, 64(3), 371-376.

（2）Fujii, J., Kinoshita, Y., Matsukawa., A.,Villanueva, S.Y.,Yutsudo, T., Yoshida, S. (2009). Successful steroid pulse therapy for brain lesion caused by Shiga toxin 2 in rabbits. Microb Pathog, 46(4), 179-184.

（3）Takanashi, I., Taneichi, H., Misaki, T., Yahata, Y., Okumura, A., Ishida, Y.,... Mizuguchi, M. (2014). Clinical and radiologic features of encephalopathy during 2011 *E coli* O111 outbreak in Japan. Neurology. 82(2),564-572.

（4）Kuroda, Y., Kitada, M., Wakao, S., Nishikawa, K., Tanimura, Y., Makinoshima, H.,... Dezawa, M. (2010). Unique multipotent cells in adult human mesenchymal cell populations. Proc Natl Acad Sci U S A, 107(19), 8639-8643.

（5）Yamada, Y., Wakao, S., Kushida, Y., Minatoguchi, S., Mikami, A., Higashi, K.,... Minatoguchi, S. (2018). S1P-S1-PR2 axis mediates homing of Muse cells Into damaged heart for long-lasting tissue repair and functional Recovery

After Acute Myocardial Infarction. Circ Res, 122(8), 1069-1083.
(6) Myhal M:L, Laux D,C., Cohen, P.S. (1982). Relative colonizing abilities of human fecal and K 12 strains of *Escherichia coli* in the large intestines of streptomycin-treated mice. *EurJClin* Microbiol 1(3), 186-192.
(7) Geribotto, G., Acquarone, N., Saffioti, S., Deferrari, G.,Villaggio., B, Ferrario F.(1989). Successful treatment of mitomycin C-associated hemolytic uremic syndrome by plasmapheresis. Nephron.51(3), 409-412.
(8) Fujii, J., Kita, T., Yoshida, S., Takeda, T., Kobayashi, H., Tanaka, N.,... Mizuguchi, Y. (1994). Direct evidence of neuron impairment by oral infection with verotoxin-producing *Escherichia coli* O157:H- in mitomycin-treated mice. Infect Immun, 62(8), 3447-3453.
(9) Ozuru, R., Wakao, S., Tsuji, T., Ohara, N., Matsuba, T., Amuran, M. Y.,... Fujii, J. (2019). Rescue from Stx2-pro ducing *E. coli*-associated encephalopathy by Intravenous Injection of Muse cells in NOD-SCID mice. Mol Ther.28 (1),100-118.

あとがき

私たち医学部の教員は、①研究、②教育、③社会貢献の3つを主な柱として働いている。研究と教育は理解できる。大学教員なら誰しも研究と教育を成し遂げない限り、教授には選ばれない。社会貢献とは、せいぜい学会の役員を務めている以外に評価のしようがないのが実情だ。

でも私の考え方は違った。研究成果が教育に活かされることはもちろんのこと、社会のあり方自体を大きく変える社会貢献こそが一番重要だと考え、今日に至っている。私の座右の銘は、坂本龍馬が謳った「わがなすことは、われのみぞする」である。よって私はO157と聞けば東奔西走し、しっかりと書き留めてきた。本書は実体験とO157の私がなしてきた社会貢献の全容である。

私の三十数年に及ぶ細菌研究生活は、O157の研究一本である。なかなか細菌学者で、一つの細菌について、ずっと研究できる環境を得ることは難しい。流行りを追い求めたり、国からの科学研究費を得るために、研究の対象を変えたりして研究生活を送るのが当然のようになっている。お金を得ることができないと、即研究生活に終止符を打つしかないのが、この世界の現実だ。だが、私はありがたいことにＯ１５７の研究を続けられている。

振り返ると、両親はもちろんのこと、多くの指導者に恵まれ、多くの細菌学の研究者であり友人でもある人たちに支えられ、何よりも妻・深紀子をはじめ家族の深い理解と大きな協力があったからこそ、ここまでやってこられたのだと思う。本書出版に際しては、娘の結花がイラストを描いて協力してくれた。感謝している。

私はＯ１５７という細菌に巡り合い、ひたすら人々のために、その正体を解明し、問題の解決策を探るために葛藤し続けてきた。できるだけ専門的な言葉はわかりやすく平たくして、多くの人の「Ｏ１５７って何？」という問いに答え続けてきたつもりであるが、それが届いたかどうか――。

将来、この本によって、Ｏ１５７から国民を守る手段に役立つことを心から願う。

藤井　潤

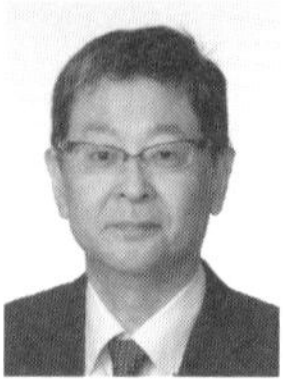

藤井　潤（ふじい・じゅん）
香川県高松市出身

1994年10月　産業医科大学医学部医学科微生物学，助手
1995年10月　産業医科大学学会長賞受賞
1996年 5 月　労働衛生コンサルタント取得
1997年 9 月　産業医科大学，博士（医学）取得
1999年 7 月　産業医科大学医学部医学科微生物学，学内講師
2000月 6 月　バージニア大学留学
2003年 7 月　九州大学大学院医学研究院基礎医学部門病態制御学講座細菌学分野，講師
2005年 1 月　インフェクションコントロールドクター認定取得
2007年10月　九州大学大学院医学研究院基礎医学部門病態制御学講座細菌学分野，准教授
2014年 3 月　鳥取大学医学部医学科感染制御学講座細菌学分野，教授
2023年 1 月　鳥取大学医学部優秀研究者賞受賞
　　　　3 月　鳥取大学医学部医学科感染制御学講座細菌学分野，特任教授
2024年 4 月　岡山大学歯学部博士研究員
　　　　5 月　岡山大学歯学部客員研究員
　　　　5 月　医療法人ふらて会西野病院

日本細菌学会，日本感染症学会，腸管出血性大腸菌感染症研究会，日米コレラ・細菌性腸管感染症専門部会，日本ワンヘルス学会所属

【共著】
『麻酔科医が知っておくべき感染症の基礎知識　臨床麻酔実践シリーズ 9 』ライフメディコム，2017年
『戸田新細菌学』改訂34版，南山堂，2013年
『食中毒検査・診療のコツと落とし穴』中山書店，2006年
他多数

O157《オーイチゴーナナ》は終《お》わってはいない
次《じ》世《せ》代《だい》型《がた》治療《ちりょう》法《ほう》ミューズ細胞《さいぼう》の希望《きぼう》

❖

令和6（2024）年7月7日　第1刷発行

❖

著　者　藤井　潤

発行者　別府大悟

発行所　合同会社花乱社
〒810-0001 福岡市中央区天神5-5-8-5D
電話 092(781)7550　FAX 092(781)7555

印　刷　モリモト印刷株式会社

製　本　松島製本有限会社

［定価はカバーに表示］

ISBN978-4-910038-93-3